赏文物话中医

医药文物说解

甄雪燕 编著

清华大学出版社
北京

图书在版编目（CIP）数据

赏文物话中医：医药文物说解 / 甄雪燕编著.--北京：清华大学出版社，2025. 4.

ISBN 978-7-302-68823-5

Ⅰ.R-092

中国国家版本馆CIP数据核字第20251X1C08号

责任编辑：洪 汀 孙 宇
封面设计：钟 达
责任校对：李建庄
责任印制：杨 艳

出版发行：清华大学出版社
    网   址：https://www.tup.com.cn，https://www.wqxuetang.com
    地   址：北京清华大学学研大厦 A 座   邮   编：100084
    社 总 机：010-83470000   邮   购：010-62786544
    投稿与读者服务：010-62776969，c-service@tup.tsinghua.edu.cn
    质量反馈：010-62772015，zhiliang@tup.tsinghua.edu.cn
印 装 者：三河市铭诚印务有限公司
经   销：全国新华书店
开   本：165mm×235mm   印 张：10.5 字   数：151 千字
版   次：2025 年 5 月第 1 版   印 次：2025 年 5 月第 1 次印刷
定   价：78.00 元

产品编号：109636-01

序

　　为学生所撰之书作序，是一件非常惬意的事。因为没有比见到自己亲手培植过的小树长成栋梁之材更值得愉悦，甚至生出几分骄傲的事了。

　　该书编著者甄雪燕副教授曾在20多年前跟随我学习，攻读医史研究生，学业优秀。记得论文答辩时，她从容优雅，谈吐得宜，在座诸导师皆称赞她是当老师的好材料！毕业后她如愿供职北京中医药大学医史文献教研室，成为一名深受学生欢迎的医史教师。前几年雪燕又转到医史博物馆任职，此后常能在报刊上见到她写的一些短小精干、趣味十足的医药文物解说文章。这本新撰《赏文物话中医》，当是她近年潜心研究成果的结集。

　　观赏文物是了解我国古代文化的重要途径，因为每一件文物都不可再生，都是先民智慧的体现，是文化发展重要的物证与印记。本书在谈到针灸铜人的历史时，引用了宋仁宗皇帝说的一句话："传心岂如会目，著辞不若案形。"翻译成大白话，就是口说不如眼观，写下来不如展示实物。这就是文物的魅力。它以真实古朴的风貌，让观众穿越时光，回顾过往的历史文化。

　　博物馆里面的文物前方只有一个小小标牌，标注名称与时代。但只有知道其来源、制作过程、用途，以及伴随的幕后故事的行家，才能使该文物鲜活起来。所以医药文物的解说者应该既懂传统医学，又懂医学历史，还要懂得所诠释的文物从制作到运用的整个过程与相关故事。雪燕的学术经历，无疑为她出色的医药文物讲解奠定了基础。

　　熟谙医史源流，没有照搬给院校医学生讲课以朝代为主线的套路，雪燕先谈与日常生活联系最紧密的某些主题，例如"卫生类"，事关人体自身与环境的卫生防护，涉及水清食洁、沐浴盥洗等相关物件；"诊疗类"则让读者知道医家诊断、治疗常用的器具与教具，大有针灸铜人，小有九针、筒罐等；"药器类"的文物关系到药物的收贮与加工制作，尤其是粉碎炮制药物所用的杵臼、药碾、药刀、药铫，更是琳琅满目；"药物类"既谈丸散膏丹，也谈日常食物与佐料入药，兼述香药西来、唐药东渡、药市药铺等；全书以"文化类""医政类"结尾，展示与医药文化相关的事件与物件，涉及医学起源发展、医药家的广告招牌、药王崇拜等。其他如国家创办的"惠民局""校正医书局""医院"等，更展示了古代医药学在流通发展、救治疫病、护佑华夏民族健康的实践中日渐壮大。古代医药学学理深厚，文献众多，且有自己的教育体系，成为中华文化不可或缺的重要组成部分。通过以上主题，雪燕把看似散乱的医药文物、典故习俗等各归其类，有条不紊。进入具体文物讲解时，雪燕更是将作为教师的特长发挥得淋漓尽致。她能把一件文物、一个典故，讲解得头头是道，令人知其然还知其所以然。尤其是宋代制作的教具针灸铜人，从作用、制作到流传，时代跨度大，事情错综复杂，本来是件很学术的事，但雪燕却能举重若轻，如剥茧抽丝般讲了一个精彩的故事。又如眼镜这一现代多见之物，知其来历的人并不多。该书以"还你一双慧眼"为题，通过讲述古代与近视相关的趣事，回溯近视的过去，再引出眼镜从引进到国内自制的全过程，配以古代的实物照片与图画，读之从头到尾，皆令人兴趣盎然。像这样的故事，书中多见。全书既可见引经据典，也时有看似信手拈来的民谚行话，此可印证编著者读书阅史之多，采访调查之深。

　　看完雪燕之书，我这个从医近 60 年的老者也有耳目一新之感，故乐为之序，借机将读书心得与读者分享。

郑金生

2024 年 11 月

自 序

　　2021年5月，我从北京中医药大学医史文献教研室调入北京中医药大学中医药博物馆医史部工作。离开耕耘了近二十年的讲台，虽然十分不舍，但当我走进博物馆，看到馆内陈列的各式各样的古代医药器具，石器、陶器、青铜器、铁器、瓷器……我立刻被这些古老的文物深深吸引，多年来讲课的内容随之浮现在眼前，那些文字与眼前的文物勾勒出一幅更加生动的古代医学画面，带我进入另外一个医学史的世界。

　　我刚入职中医药博物馆时，面对的听众从大学生变为不同年龄层、不同专业背景的社会人群，一时间觉得自己在讲解时无从下手，既没有头绪，也不知道该讲到什么程度，尤其要满足不同文化背景和年龄层次听众的要求，需要讲解者能够随时切换讲解模式、讲解内容，甚至讲解风格。对此，我开始思考：

　　如何用一种非学术的形式、一种更轻松的表达方式去讲述医学史？

　　如何从文物的角度去解读医学史？

　　如何把一堆文物更为合理地进行分类和介绍？

　　如何用不同的主线来贯穿不同领域的医学成就？

　　如何娓娓动听地讲出每一件文物的特征、用途、文化和历史？

　　如何在医药文物与历史中传达中国传统文化的唯美、智慧与博大精深？

　　如何让听众取得更好、更真实的效果和反馈？

　　……

　　于是，我开始重新学习文物的知识，查阅更为广泛的文史资料，反复斟酌讲解的内容。我希望，在短暂的讲解中，能让参观者了解医药文物背后的故事，感受古代医学文化的魅力，体验穿越时空的医学文明。新的挑战让我变得非常兴奋，我慢慢寻找到了在博物馆期间新的研究方向。

　　博物馆是重要的历史记忆、物证收藏和展示的机构，虽然在博物馆时间并不长，但我在工作中感受到，近年来随着国家的重视，整个社会科普宣传方式、力度与深度的提升，博物馆的讲解已经不能仅仅停留在展示历史成就方面，应该更为细化和深入。针对医药学发展史来说，不同历史时期，有着截然不同的成就，而这些不同时期的医学成就是相互促进、互为因果的，在讲解时必须要加入针对不同历史时期医学总体特色与背景的介绍，这样不仅可以展示文物的自身价值，也能突出文物之间的相互联系，以及医学与整个社会的关系。换句话说，就是总体展陈设计的理念及其整体知识展示背后的逻辑。以往在介绍医药学成就时，讲解者往往会突出此项成就是不是"世界第一"。当然，世界第一能够让我们为中华民族的伟大历史成就而自豪，但我们的讲解不能只停留于此。博物馆讲解的本质是要使人们形成新的认识和思考，延续与发展才是真正目的。因此，在介绍历史成就的同时，可以将问题延伸到"为什么会成为第一？""第一的历史背景和条件是什么？""同一时期，还取得了哪些成就？这些成就之间有什么关系？"……知其然，知其所以然，并提出新的问题，引发新的思考，这才是博物馆讲解应该达到的效果。作为大学里的专业博物馆，我们的讲解必须有一定厚度。中医药学具有很强的专业性，医药文物本身涉及的知识也十分广泛，既有专业中医药知识的解读，也涉及历史背景、民间信仰、岁时节令、农谚俗语、传说典故、民俗风情等多维度的知识和文化。文物就是携带历史文化与知识的碎片，那些文献的记载与典故就是把这些碎片连接起来的黏合剂，只有把文物与典籍、史料、人物、风俗等相结合，才能讲出更加完整和精彩的故事。

　　经过几年的积累和体会，笔者结合平时讲解时遇到的问题与困惑，在之前教学内容的基础上，查阅更多资料，希望更多人能了解中医药文化与历史。在多年教学积累和讲解经验的基础上，笔者把手中的资料汇集成册，以期与同仁交流，不妥之处，请批评指正。

甄雪燕
2024 年 10 月

目　录

赏文物话中医

医药文物说解

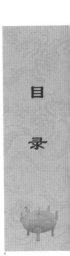

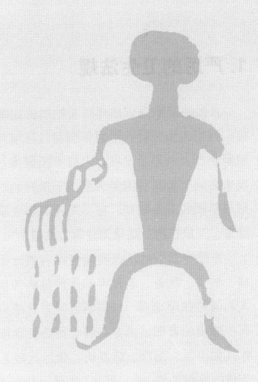

一、卫生类

"卫生"是一个广泛的概念，现在一般指个人和社会为增进人体健康、预防疾病、改善生产环境和生活条件所采取的措施。中国作为文明古国之一，先民们在与疾病的对抗中，不断摸索与总结生老病死的原因和规律，发现并强调疾病预防的重要性，从个人卫生到公共卫生，逐渐形成了早期的预防意识和行为。

1. 严厉的卫生法规

人类的健康意识是伴随着物质的逐渐丰富而形成的。早在原始社会，我们的祖先就已经意识到居住环境与健康息息相关。商周时期，随着生产力的逐步发展，人口不断聚集，人们注意到环境卫生与疾病发生之间有着某种因果关系，于是开始对居住环境进行整体规划，并形成早期的卫生规则。在《周礼》等先秦文献中，已经出现定期逐疫除虫、灭鼠扫房、疏渠淘井等公共卫生方面的规定。

先民们很早就认识到某些疾病的传播与虫鼠蚊蝇的活动相关，苍蝇、蚊子、跳蚤、老鼠等都是传染病的媒介，《诗经》中记载了当时人们通过抹墙堵洞、烟熏洒药等方法杀虫灭鼠的经过。周代还设置了灭鼠除虫的官职，由专门的官员负责定期开展不同地区的除虫灭鼠工作，如庶氏、翦氏、赤发氏、壶涿氏等，这些都是执掌各种除害灭虫工作的官职名称。如《周礼》中就记载赤发氏"掌除墙屋，以蜃炭攻之，以灰洒毒之，凡隙屋，除其狸虫"。此外，人们还意识到其他动物带

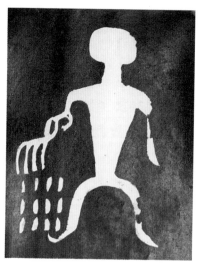

商代　青铜器"洒扫人"（仿绘）
北京中医药大学中医药博物馆藏

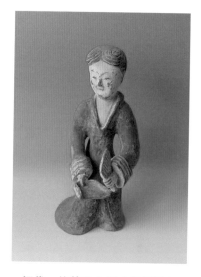

汉代　执箕帚女俑（复制品）
北京中医药大学中医药博物馆藏

来的传染病风险，《左传》里记载了"国人逐瘈狗"的做法，"瘈狗"就是感染了狂犬病的疯狗，人们会对狂犬进行驱赶消杀，以免咬人造成感染死亡。

在维护生活区域环境卫生方面，古代先民也做出了很多改进。例如，将居住地与墓地分开，这不仅是"生"与"死"的区别，也是对居住环境的重视。人们认为，人死亡后，尸体腐败会改变墓地的空气和环境，不适合人类居住，远离墓地居住更有益于人体的健康。在新石器时代，这种居住地与墓地分开的现象就已经比较普遍。此外，将人的生活区域与牲畜养殖区域分开。甲骨文中，已经有"牢""圈"等字，说明当时牛有栏、猪有圈，已经实行人畜分离。另外，古人还将厕所与居室分开，以保持生活区域的清洁。

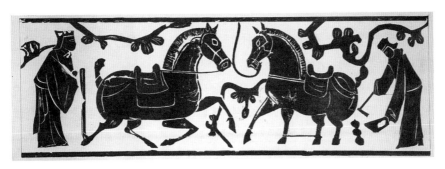

汉代 壁画"扫粪图"（仿绘） 北京中医药大学中医药博物馆藏

《礼记》中记载："凡内外，鸡初鸣，咸盥漱，衣服，敛枕簟，洒扫室堂及庭，布席，各从其事。"每天清晨，人们不仅要进行个人的清洁，还要对室内外进行清扫。陕西省宝鸡市斗鸡台出土的商周时代青铜器上，就有一个象形铭文，题为"子洒扫"，描绘了一个洒扫人的形象。周代还专门设有"掌扫门庭"的小吏，此后每日清晨洒扫庭院，将居室内外打扫干净便成了家家户户必不可少的事务。不仅百姓的小家要打扫得干净整洁，城市的大街小巷也有卫生的标准。《周礼》中规定："凡国之大祭祀，令州里除不蠲（即清洁之意）。"由此可见，每逢重大节日或祭祀活动，各地都要进行大扫除，做好卫生工作。为了保证街道的卫生和整洁，商代就已经对公共场所的卫生制定了严厉的法律制度，《韩非子》中有"殷之法，弃灰于公道者，断其手"

3

的记载，可见当时对在街道上倒灰弃物的人会施以重刑。秦朝的处理则更为严苛，甚至出现"弃灰于道者诛"的做法！虽然这种严厉的刑罚十分残忍，但这也是最早维护道路卫生的正式法规。

为了避免路面扬尘，东汉灵帝时期中国还发明了最早的洒水车。当时的掖庭令毕岚设计制造一种"翻车渴乌"。"翻车"就是龙骨水车，"渴乌"就是车上的提水装置，将此车置于河边，双手摇动轳辘，汲取河水后再洒在南北郊路上，进行路面洒水压尘，比人工挑水泼洒路面方便很多。

2. 说说"方便"那些事

"方便"这件事，其实并不"方便"。从古到今，厕所卫生的进步也是人类文明发展的标志。

最初的厕所只是一个被茅草围起来的粪坑，这种露天粪坑四处透风，遇到雨雪天气的时候，天寒地冻，十分不方便，于是人们就在粪坑上加了屋顶，成为真正意义上的"建筑"。人们把它叫作"厕"，《说文解字》解释其为："厕，清也。"其他文献中还有"清""圊（qīng）""溷（hùn）"等叫法，《释名》中指出："或曰溷，言溷浊也。或曰圊，至秽之处，宜常修治，使洁清也。"总之，古人认为厕所最重要的一点就是要及时清理，保持清洁。"厕"字中的"厂"，作为汉字部首之一常与"广"（yǎn）通用，表示与房屋有关，所以"厕"又写作"廁"，指建在正房旁边的小侧屋。远离正房，避免臭味，有利于防止疾病的发生。同时，古代的厕所不仅用来方便，还可以养猪。厕所常常和猪

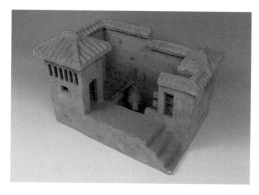

汉代　陶厕猪圈
北京中医药大学中医药博物馆藏

圈在一起。许慎在《说文解字》中记载："溷（hùn），厕也。从口，象猪在口中也。"早在先秦时期就已经出现了这种二合一式的厕所。湖北云梦睡虎地秦简中就有"溷厕"的记载，云梦地区还出土了东汉时期的陶楼，猪圈就建在厕所底下，圈内卧有一陶猪，猪头正偎依在厕所流淌粪便的洞口下，与文献中"人皆矢于豚栅，豚常以矢为食"的记载非常符合。直到二十世纪六七十年代，湖南等地的边远地区还保留着这种上为厕所、下为猪圈的习俗。

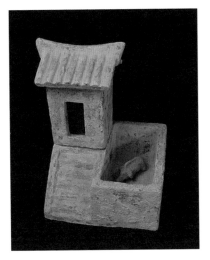

西汉　陶厕（复制品）
北京中医药大学中医药博物馆藏

最早的公厕出现在宫廷中。《周礼》记载："为其井匽（yàn），除其不蠲（juān），去其恶臭。"井匽就是指宫中路旁隐蔽的厕所。秦汉时期，从一系列传说或记载中可以看出公厕已经很常见。如范雎在魏国受小人诬陷受刑诈死，被扔在厕所后改名张禄逃至秦国，得到秦昭王重用；鸿门宴时，汉高祖借如厕之际召见樊哙；汉代刘安成仙后，因对上仙不敬而谪守都厕三年……至唐宋时期，城市中厕所已经普及。宋代《太平御览》中记载了一则笑话：路人甲买了一块肉，上公厕时将肉挂在厕所外边。路人乙偷了他的肉，还没来得及离开时，甲便已经出来找肉。乙顺势将肉衔在口中，含糊不清地说："你将肉挂在厕所外边，当然要丢了！像我这样叼在嘴里如厕就不会丢了。"说完就扭头走了。

公共厕所出现后，男女共用，偶尔撞到，极其不雅，于是逐渐有了男女不同区域的划分。从考古发现来看，陕西汉中曾出土一件东汉时期的绿釉陶厕明器。这件陶厕中有一堵墙，将其分为男、女两边，每个厕内的正中都有一个长方形的蹲坑，蹲坑两侧还各有一个长方形的踏台，为如厕者提供双足踩踏的地方。

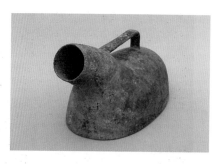

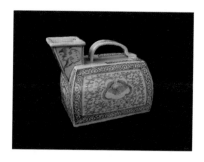

汉代　铜虎子
北京中医药大学中医药博物馆藏

清代　瓷器虎子
北京中医药大学中医药博物馆藏

此外，为了"方便"，古代还有各种可移动的便器。早在新石器时代的良渚文化，就已经出现了一种茧式扁圆腹、虎状圆臀有尾的黑皮灰陶器，有学者认为该器物就是男士用的尿壶。《周礼·正义》中也记载了一种"清器"，是一种将木头凿空做成的容器，也是一种尿壶。三国两晋南北朝时期，由于瓷器有釉层的保护，既安全又卫生，还便于清洗，开始流行瓷质的尿壶，大多做成类似虎的样子，被民间称为"虎子"。"虎子"的叫法比"夜壶"更隐晦，显得不那么粗俗。古代大便后清洁一般不用纸，而是用一种叫"筹"的竹片或木片，甚至瓦砾，后来才出现了厕纸。

3. 禁止随地吐痰

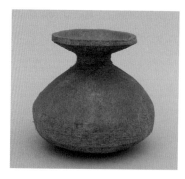

隋代　陶唾壶
北京中医药大学中医药博物馆藏

"唾壶"就是古人的痰盂，也叫唾盂。唾壶的出现既体现了古人提高生活品质、注重礼仪制度的需求，也是古人注重室内环境卫生、预防疾病意识的表现。

先秦时期，人们在进屋后一般都席地而坐，讲究的人家会在地上铺上坐垫。按照古代制度，铺在下面的是"筵"，铺在上面的叫"席"，所以"筵席"最早指的是宴饮时铺在地上的坐具。因为席地而坐，进门后人们一般会把鞋子脱在门外，以免踩脏席面。在这种情况下，如果想吐痰就要走到户外，于是接盛所用的唾壶便应运而生了。据《西京杂记》记载，汉景帝的曾孙广川王刘去疾把魏襄王的墓给盗了，发现墓中石床上"有玉唾壶一枚"。魏襄王是战国时期魏国第四任国君。由此可见，战国时期就有玉质的唾壶。又据《文献通考》记载："侍中，左貂右蝉，本秦丞相史，往来殿中，分掌乘舆服物，下至亵器虎子之属。武帝时，孔安国为侍中，以其儒者，特令掌御唾壶。朝廷荣之。"孔安国（公元前 156 年—前 74 年）是西汉武帝时期的人，孔子的后裔，虽然是著名的儒者，却曾给皇帝捧过唾壶。由此可见，唾壶是统治阶层生活中的必备品之一。唾壶的形状一般都是敞口或盘口，宽缘，短颈，圆腹。这种盘口、细颈的形状能够有效防止漱口水溅到外面，同时减少污秽气味的扩散，非常实用。作为一种卫生用具，隋唐以后，

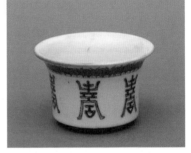

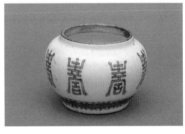

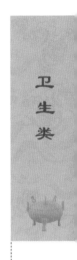

清代　瓷唾盂
北京中医药大学中医药博物馆藏

唾壶并不仅仅是皇家和贵族的专属用品，也成为百姓必备的生活用具之一。

　　不同时期，唾壶的形状和功能也有所变化。战国至南北朝时期，人们一般坐在矮床上，唾壶就被放在床边或桌子上，体形轻巧，既卫生又实用。由于小巧便捷，王公贵族在进餐宴饮时，也会用唾器盛放鸡骨、鱼骨等食物渣滓，唾壶逐渐演化成桌上小型"垃圾桶"。晚唐至宋初，随着饮茶风气的兴起，"唾壶"衍生出一种小型"渣斗"，

放置沥过的茶渣，成为茶具之一。唐代陆羽在《茶经》中记载："涤方，以集诸涤，制如涤方，处五升。"茶渣斗专门用于盛接茶渣，造型也有所改变，上部是敞口的碗状，下部是圆腹小罐，敞口的形式是为了便于倾倒茶渣。明清时期，唾壶的材质和造型也更加丰富多样，个头慢慢变大，称为"唾盂"，跟现代的痰盂儿比较接近。

唾壶作为一种卫生用具，同时也是古代身份地位的象征。唾壶的材质从玉制、漆木、青铜、陶瓷、瓦制、水晶到各类金属，种类多样。老百姓日常使用以陶瓷为主，帝王和贵族则以金、银和玉器为主，如乾隆使用的唾壶，不仅有盖子，盖顶还有金龙装饰，中间还镶嵌着珠宝。唐文宗时，左街副使张元昌私下偷偷打造纯金唾壶，被告发后处以死刑。一个小小唾壶背后，折射出至高无上的皇权和森严的等级制度。

4. 清水利身，污水害命

众所周知，水是生命的源泉。早在战国时期的《吕氏春秋》中，就已经清楚地写明："轻水所，多秃与瘿人。重水所，多尰（zhǒng）与躄（bì）人。甘水所，多好与美人。辛水所，多疽与痤人。苦水所，多尪（wāng）与伛（yǔ）人。"意思是说，缺水的地区水质不好，好发秃发与瘿病，"瘿"就是甲状腺肿，也就是俗称的"大脖子病"。

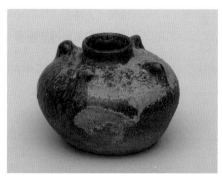

水源丰足的地方，多是低洼潮湿的地区，多见手足痹症的患者。水质有异常臭味的地方，多见痈疮和佝偻病的患者。只有水质清洁良好的地方，才能使人身健体美。由此可见，古人已经认识到水质好坏与健康息息相关，一些特定疾病的出现受水源影响，因此形成了最早的水卫生观念。宋人已经开始提倡饮用开水，庄绰

隋代　四系罐

北京中医药大学中医药博物馆藏

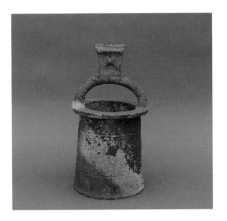
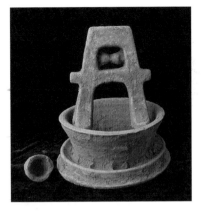

汉代　陶井
北京中医药大学中医药博物馆藏

汉代　陶井
北京中医药大学中医药博物馆藏

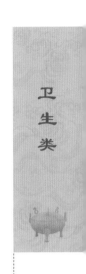
在《鸡肋编》中说："纵细民在道路，亦必饮煎水。"即使是平常百姓出门在外，喝水前也一定要烧开。

中华民族凿井而饮的历史已有五千年之久，我国迄今发现年代最早的水井是河姆渡遗址中发现的一座浅水井，距今约 5700 年。我国浙江良渚文化遗址中也发现了多处水井的遗迹。人们为了用水方便，同时又可以优择水源，发明了凿井技术。由于《吕氏春秋》中有"伯益作井"的说法，后世便认为"伯益"是井的发明者。先民们非常重视饮水卫生，从选址、凿井、挖井，到鉴别井水优劣、维护、掏井、改善水质等方面，都积累了丰富的经验，同时也制定过护井公约。《周易》中有"井渫不食""井泥不食"的说法，提示井水中淤泥阻塞、井水浑浊时不能饮用。《管子》中曾明确指出："当春三月，……，杼井易水，所以去兹毒也。"春季之始，要清除井中的积垢污泥，排除积水，更换新水。早期水井外围常有一圈呈圆形分布的栅栏桩，并有顶棚覆盖，有的水井甚至有井盖，保护井水的清洁。周代已有专门负责浚井、修井和澄清井水的工作人员。汉代的水井不但有井裙、井盖，还有井屋或井亭，甚至有专人守护，体现了古人对井水卫生的重视。

古人在注重供水卫生的同时，对生活污水的处理也十分重视。从目前出土的遗址来看，早在龙山文化时期就已经有陶质的排水管道。至夏商周时期，古代的排水系统已具有一定规模。西周早期宫室的陶

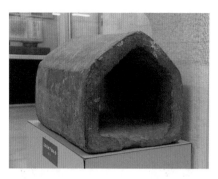

秦代　五角下水管
北京中医药大学中医药博物馆藏

制下水道，其直径已达20～30厘米，长度为1米，下水管还与排水阴沟、明槽相连通，构成一套比较合理的排水设施，对于改善居住环境有着重要的意义。据考古发现，在河北易县，即战国时期燕国故地，城市中有陶制的排水沟渠，称为"陶窦"。古人很注重保持水沟的清洁，认为水沟积污太多，容易引起疾病，要经常加以清理和修浚。汉代王褒的《僮约》中就明确规定家仆的一项工作是"浚渠"，即疏通水沟的工作，以避免污水影响居住的环境卫生。

5. 美食从卫生开始

俗话说"病从口入"。在日常生活中，要多注意饮食卫生，不要吃不干净的食物。古人不但重视饮食卫生，而且很早就已经形成许多良好的饮食卫生习惯。

自周代开始，宫廷中便专门设置"食医"，类似于现在的营养师。据《周礼·天官》记载："食医掌和王之六食、六饮、六膳、百羞、百酱、八珍之齐（同'剂'）。"非常重视饮食的搭配和营养。受五行学说影响，古人将食物也分为五味，每味各有所归，不可偏颇。食医调配食物一般"春多酸、夏多苦、秋多辛、冬多咸，调以滑甘。"《黄帝内经》中也系统地论述了饮食卫生，强调要"饮食有节"，最好按时定量，切勿暴饮暴食，以免胃肠发生病变。此外，古人在进餐时，要保持好心情，周代王君在进餐时，还要奏乐助兴。《寿世保元》中说："脾好音声，闻声即动而磨食。"说明在进餐过程中，听轻快的乐曲，有助于消化吸收。

孔子在《论语》中也提出了饮食卫生的问题，认为："鱼馁而肉败，不食；色恶，不食；臭恶，不食；失饪，不食；不时，不食；割不正，不食；不得其酱，不食。""鱼馁"指鱼腐烂；"肉败"指肉腐败；"色恶"指食物颜色难看；"臭恶"指食物气味难闻，这样的食物是不能吃的。总而言之，不吃腐败变质有异味的食物。怎样防止食物变质呢？低温冷藏！我国远在三四千年前就有冷藏食物的方法。《诗经》中记载："二之日，凿冰冲冲，三之日，纳于凌阴，四之日其蚤（早），献羔祭韭。"这是周代人采冰的真实史料。"凌阴"就是藏冰的房子，《周礼》中记载"凌人"是掌管藏冰、用冰的专职官员。汉代时藏冰处叫冰室，唐宋时

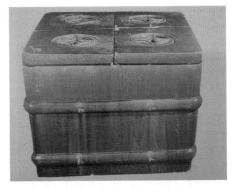

清代　琉璃制冰箱　中国医史博物馆藏 *

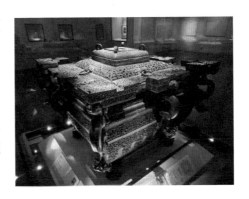

战国　冰鉴　摄于国家博物馆

有用深井藏冰的，叫作冰井，明清时期称作冰窖。入春后，气温渐高，人们便将食物保存在冰室中。夏日，王者再把冰颁赐群臣，可见当时用冰范围已很广泛。

　　自古以来，统治阶层就是肉食爱好者，无酒肉不欢，所以冷藏保鲜食物就是非常必要的事。宋代文豪苏东坡就留下了"水殿开冰鉴，琼浆冻玉壶"的诗句，意思是人们使用冰鉴来冰镇美酒，使美酒的口感冰凉爽口。冰鉴就是古代存放食物的简易冰箱，故宫藏有一个清代的木质冰箱，箱内设一层格屉，格屉下面放置冰块，食品被放置在屉板上面，保持食物的新鲜。故宫还收藏了一款精致的乾隆御制款掐丝

11

　　* 傅维康，李经纬，林昭庚．中国医学通史：文物图谱卷［M］．北京：人民卫生出版社，2000：202.

卫生类

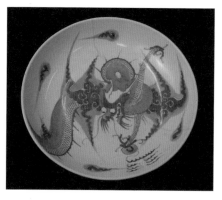

清代　冰盘
北京中医药大学中医药博物馆藏

珐琅冰鉴，下面是箱座，上面是箱体。箱体内胎是木质的，外面镶嵌了一层铅皮，铅皮外表面用掐丝珐琅工艺进行装饰，十分精美。箱壁厚约3厘米，整体造型口大底小，易于存放和保鲜食物。

不仅如此，早在晋代，我国就开始用沸水蒸煮来消毒器具。晋代墓葬中曾经出土一种叫作"双耳镂孔器"的蒸煮器具，即将耳杯置于双耳镂孔器的沸水之中，当提起双耳时，水便通过底部的三个孔全部流尽，用它清洁杯勺，既方便卫生，又能除去杯勺上的油污，还能杀灭细菌，十分便利。

6. 个人卫生的养成

早在先秦时期，人们就已经开始注重个人卫生，还养成了良好的个人卫生习惯。夏商时期，人们已经有洗手、洗脸、洗脚、沐浴等个人卫生习惯。

古人是如何保持个人卫生的呢？《论衡》中说："沐者，去首垢也。洗，去足垢。盥，去手垢。浴，去身垢。"清洁不同的身体部位，用不同的文字加以区分。甲骨文中就有"盥"字，像手在有水的盆里。山东临淄曾经出土过一套周代青铜制的"匜"（yí）和"槃"（pán），这是一套专门的盥洗用具。"匜"就像一个瓢，瓢的一头是"流"，也就是流水口，另一头是"鋬"（pàn），也就是手持的把柄。"槃"就像一个大圆盘，两侧分列两个系钮，底部有三个乳钉支撑。匜与槃配套使用，匜用来注水，槃用来盛水。一人用装满水的匜，将水浇在另一个人的手上，洗涤后的水流入槃内。这种用流动水盥洗的方法科学又卫生。除了匜和槃，在考古工作中还发现了壶、盂、勺、盘等多

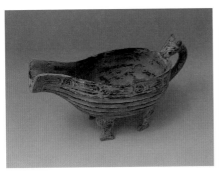

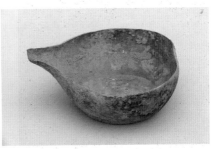

春秋　青铜匜（复制品）
北京中医药大学中医药博物馆藏

汉代　青铜匜
北京中医药大学中医药博物馆藏

种盥洗所用的青铜器具。

　　周代，人们已经形成定期沐浴的习惯，并把沐浴当作一种医疗保健方法。据《周礼》记载，商王不仅用"汤"，即热水沐浴，而且还用"潘"，即淘米水来沐发。周代还形成了"头有疮则沐，身有疡则浴"的治疗思想。西晋时期出现了专门用于清洁皮肤的澡豆。据《世说新语》记载，晋武帝的女婿王敦，刚刚成为驸马时，如厕出来看到婢女用手举着盛水的金盘，旁边还有琉璃碗盛放的一种豆，他以为是吃的，便把豆倒在水中全吃了，婢女见状全都掩口而笑。原来王敦吃的是洗手用的澡豆！澡豆类似于现在洗手用的香皂，是用豆粉配合各种药物制成的，用来洗澡、洗脸、清洁皮肤，同时又能润泽肌肤、预防皮肤病。澡豆在南北朝时期是贵族士大夫阶层的生活用品，到唐代时就已经广泛使用了。唐代药王孙思邈的《千金翼方》中就介绍了当时人们常用的面脂手膏、衣香澡豆等。《汉律》规定"吏得五日一休沐"，"休沐"是官员们沐浴和休息的日子。宋代人们选用天然皂荚来沐浴，因选用的皂荚以肥者为佳，所以称为"肥皂"。皂荚捣碎细研后，再加上药材和香料，制成橘子大小的球，人们称其为"肥皂团"，用来洗脸洗澡。

　　头发，作为人体重要的表征，不仅是人体的一部分，还被认为是生命的象征，被赋予了特定的文化意义。古人认为："身体发肤，受之父母，不敢毁伤。孝之始也。"因此，古代汉族男女均蓄发不剪，男性以冠巾约发，女性则梳成发髻。遇到重大事件，还会以发代首，把头发等同于生命，是可以替代生命的身体部位。头发还是古人审美

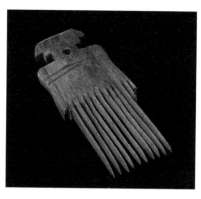

的标准之一，也是健康与否的体现。中医学中望诊中有"望色"一项，其中就包括观察人体须发的颜色、质地、数量及光泽度等。头发乌黑油亮是肾气充足的表现，而头发枯黄稀疏和过早的花白脱落，则是身体疾病的反映。中医理论中有"发为血之余"的说法，认为头发的生长由血液上输供养而成，所以血充则发茂，血虚则发稀，血枯则发脱。

汉代　木梳（复制品）
北京中医药大学中医药博物馆藏

为使头发减少脱落，长出新发，一方面可以服用补肾补血的药物，另一方面需要经常梳头来疏通血脉，改善血液循环。

梳理须发的工具主要有两种，一是梳子，一是篦子。"梳"与"篦"，古代统称为"栉"，齿稀者叫"梳"，齿密者叫"篦"。篦子中间有篦梁，两侧有篦齿，是古代去痒篦污、疏血通经的工具，古代还把梳理头发的人叫作"篦头师傅"。山西长治出土的春秋晚期的竹篦是目前发现的最早的篦子实物。此外还有湖北江陵凤凰山出土的秦代篦子，距今也有两千余年的历史。宋代，女子还会用篦子理眉，男子用其整鬓，宋人陶谷的《清异录》中就这样描述："篦，诚琐缕物也，然丈夫整鬓，妇人作眉，舍此无以代之，余名之曰鬓师眉匠。"

7. 古人的洁齿妙招

我国最早记载的龋齿病例在汉代名医淳于意的《诊籍》中。据《史记·扁鹊仓公列传》记载："齐中大夫病龋齿，臣意灸其左大阳明脉，即为苦参汤，日漱三升，出入五六日，病已。得之风，及卧开口，食而不漱。"淳于意认为，齐中大夫受风邪所侵，再加上日常食后不漱口，造成了龋齿，应该用苦参汤来漱口。其实，古人经常受牙病的困扰，日常很重视牙齿的护理，不仅有相应的诊治方法，也有一套预防保健的方法。

　　古人是如何进行口腔保健的呢？一是叩齿，一是漱口，一是揩牙。

　　叩齿就是上、下齿相叩，具有坚固牙齿、养生疗疾的作用。叩齿最早是道家修炼的一种方法，后来逐渐发展成为传统医学中的牙齿保健方法之一。在相当长的时间里，人们都通过叩齿来达到固齿的目的。晋代葛洪在《抱朴子·杂应》中写道："能养以华池，浸以醴液，清晨建齿三百过者，永不摇动。"华池指舌下的部位，舌下生

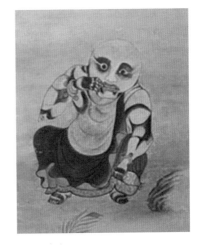

唐代　敦煌壁画　揩齿图（仿绘）
北京中医药大学中医药博物馆藏

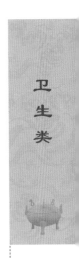

津液，待津液满口时，用津液漱之，然后叩齿。由此衍生出一套叩齿咽津法：每日清晨，叩齿三十六遍，再用舌头搅动蓄积于口中的唾液，并徐徐吞下。坚持叩齿能健齿，齿健则食物容易被嚼细，有助消化。经常叩齿还能催生唾液，有助于胃脾的运化功能。

　　漱口可以去除口腔异味，起到洁齿的作用。《弟子规》中就有"晨必盥，兼漱口"的要求。古文献中记载，漱口一般用温水、盐水、茶水，有时也用酒。宋代张耒在《旦起》诗中说："瓦盘汲石泉，漱濯齿颊凉。"说明清晨要用泉水漱口，清洁口腔。宋代张杲在《医说》中提到："刘几年七十余岁，精神不衰，每一饮酒辄一漱口，虽醉不忘也，曰此可以无齿疾。"用酒漱口能消毒，还能缓解牙痛。宋代著名学者苏东坡曾大力提倡用茶叶漱口："吾有一法常自珍之，每食已，辄以浓茶漱口，烦腻既去，而脾胃不知。"

　　自晋唐时期起，人们开始利用简单的药物来深度清洁牙齿，各种"揩齿方"应运而生。如唐代王焘在《外台秘要》中记载了"升麻揩齿方"，宋代的《太平圣惠方》则记录了"药膏揩齿法"等。宋代还出现了专门出售中草药牙粉的"牙粉行"，可见当时牙粉的使用已经极为普遍。

　　古人用什么工具来刷牙呢？最方便的其实是手指！唐代孙思邈在《备急千金要方》中记有盐汤揩齿之法："每旦以一捻盐内口中，以

温水含，揩齿及叩齿百遍，为之不绝。""一捻"是以手指捏起为度，直接用手指将盐拈入口中涂抹。古代印度人最早用小木枝来洁齿，将枝条一端用牙齿嚼成绒絮状，然后用絮状端揩刷牙齿。随着佛教的传入，汉代木枝洁齿的方法传入我国的佛经中，清洁牙齿的木枝被译作"杨枝"。后秦鸠摩罗什所译《大庄严论经》中有"时彼檀越既嚼杨枝以用漱口"的记载。"檀越"指施主。武则天时期，游学天竺的僧人义净首次将古印度洁齿方法正式介绍到国内，将"杨枝"译为"齿木"，他还指出，不嚼"齿木"是国人多患牙疾的原因所在。这种洁牙齿木用完就扔，是一次性卫生用品，十分环保。

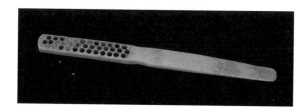

唐代　牙刷　北京中医药大学中医药博物馆藏

1954 年在内蒙古赤峰大营子辽驸马（卫国王）墓中出土了 2 件"骨刷柄"，其形状、长度、刷柄及植毛孔数目与近代牙刷相似。著名口腔医学家周大成先生对实物进行观察研究和测量后，认为它们是"古代植毛牙刷"，这一观点得到医史研究界的普遍认同。植毛牙刷的发明，在口腔医学发展史上具有重要意义，是中国古代对世界文明的重要贡献之一。

8. 精致妆容气色好

妆奁，指古代妇女梳妆用的镜匣，也指嫁妆，又叫镜奁、妆具等。因为东汉明帝的名字里有"庄"字，为了避讳，"妆具"又改称"严具"。妆奁跟现在的化妆盒差不多，把各种小件梳妆用具存放在一件器皿中，排列齐整，临到使用时打开，非常方便实用。

早在周代就有一种叫作"奁"的工具，用铜、陶制作而成，是盛

放食物、酒类用的盛具，后来又有
了专门存放梳妆用品的奁。有一件
出土于山东莒县的西周铜奁（山东
博物馆藏），高5厘米、长12厘米、
宽5厘米，呈长方形，奁体装饰花纹，
顶部有两扇小盖，上有对面跪坐的
一对裸体男女。奁下铸有六个人形
器足，也是裸体，屈膝，双手在后
负起器身。最醒目的就是这对男女
裸人，情韵绵绵，似乎表达着化妆、
美貌、爱情和子孙繁衍的含义。

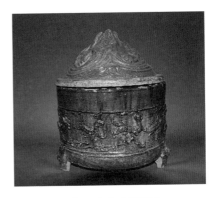

汉代　陶奁（明器）
北京中医药大学中医药博物馆藏

　　春秋战国时有漆木制作的妆奁存世，男子墓内也有发现，如湖北
荆门包山2号楚国左尹墓出土一件，内有方、圆形铜镜两面，簪发用
的两支骨笄，还有一个贝壳（可能是盛妆粉用），还有一个粉扑，以
绢叠成，再用线扎。

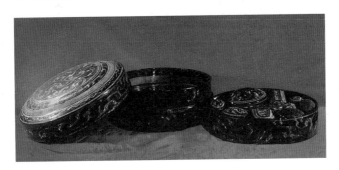

马王堆一号汉墓　双层九子漆奁*

　　汉代，漆妆奁十分盛行，是当时上层女性必备之物。因此，汉代
妆奁出土颇多，内盛多个小盒子，人们按小盒的数目不同将其分为九
子奁、七子奁、五子奁等。湖南长沙的马王堆1号墓出土有一件五子奁，
一件双层九子奁。双层九子奁有奁盖，有上、下两层器身，互相套合，

17

---

　　*傅维康，李经纬，林昭庚.中国医学通史：文物图谱卷［M］.北京：人民
卫生出版社，2000：49.

涂黑褐色与朱漆相间，黑褐色之上用金箔与金、白、红三色油彩表现云气纹。器身上层放手套、组带之类，下层底板分隔出九个不同形状的凹槽，槽内置与其形状相同的椭圆形、圆形、马蹄形、长方形小盒，分装梳发的栉、红色的朱砂面脂，还有的黑漆小匣盛放白铅粉，有粉状的、油状的和块状的，还有粉扑、刷等，充分利用了其内部空间。

此后，妆奁逐渐发展为多层，更为实用。而且制作更加精美，成为女性室内醒目的装饰之一。东晋顾恺之在《女史箴图》中画了两位梳妆的仕女，面前放置镜架，旁边是打开的妆奁，奁里奁外放有长方形、圆形小盒子多件。唐代白行简《李娃传》记载："帏幙帘榻，焕然夺目；妆奁衾枕，亦皆侈丽。"说明精致的妆奁是女性高品质生活的必备品。唐宋时，它也被称为香奁、宝奁。

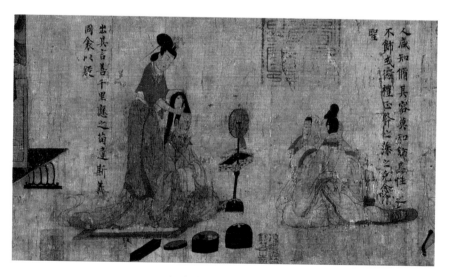

东晋　女史箴图

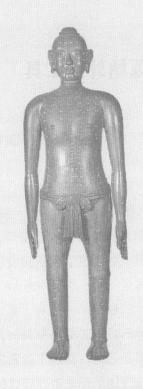

二、诊疗类

　　中医看病有自己的方法，一般被称为"望、闻、问、切"四诊法。通过四种诊断方法了解患者的基本病情，再针对病症制订有针对性的治疗方案。中医的治疗方法十分丰富，且各具特色，其中内治法以服用汤药或中成药为主，外治法包括针灸、拔罐、耳针、刮痧、放血、推拿、正骨、熏蒸、灌肠、手术疗法等。中医学的诊疗技术历史悠久、切于实用，尤其那些诊疗中所使用的器具，在岁月的洗礼中见证了传统医学在临床中大放异彩的历程。

1. 原始外治工具

大家都知道"铁杵磨成针"的故事。一直以来，故事里蕴含的道理不断激励我们要坚持不懈地做一件事。但是，古代的针都是这样磨出来的吗？尤其，医学上使用的各种精致的针具到底是怎样打磨出来的呢？

人类文明发展的早期，包括医疗在内的各种工具大多取材于自然，经过简单打磨与加工后使用。石器时代，人类经过反复实践，打磨加工出具有特定形状的医用砭石。什么是砭石？南朝医学家全元起给出的解释是：砭石是一种外治的工具。它曾经有三种不同的叫法，即"一针石，二砭石，三镵石，其实一也。古来未能铸铁，故用石为针，故名之针石。言工必砥砺锋利，制其小大之形与病相当"。由此可见，砭石就是经过打磨加工的石器，它有锋或刃，是用于切割、刺破皮肤或顶按身体局部来治疗疾病的工具，也是最早的外用治疗器具。《说文解字》中说："砭，以石刺病也。"这个"刺"不仅有破痈、排脓、放血的意思，也包含了后来针灸治疗的范围，砭石技术是针灸疗法的前身。

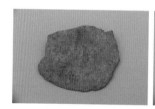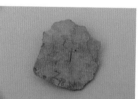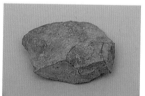
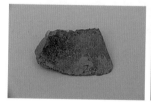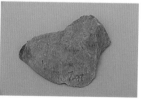

新石器时期　砭石　北京中医药大学中医药博物馆藏

目前出土的砭石主要分为两种，有不同的形制与功用。一种砭石边缘锋利，一端有尖锐的角。北京中医药大学中医药博物馆收藏有广东西樵山遗址出土的砭石，它一边锋利，可以用来切开脓肿以排脓放血；一端尖锐，用来破开痈肿，或点按局部痛点。这种形状的砭石在其他地方也有出土，如二十世纪七十年代初期，河南淅川下王岗仰韶文化遗址曾经出土了一枚新石器时期的砭石，它长7厘米，宽3厘米，一端锋利，一端较宽，两侧有刃，可以用来放血、破痈、去除腐肉等。1963年，内蒙古多伦旗头道洼遗址也曾经出土了新石器时期的砭石，一端有锋，另一端扁平，中间呈矩形，是我国目前发现的最早的砭石。另一类砭石呈圆形或椭圆形，表面圆润光滑，用来按摩、热熨等。1964年，湖南长沙战国墓中出土了一枚扁圆形石器，它表面光滑，两端有被磨制和火烧的痕迹。据医史学家考证，这是一种用于局部热敷和热熨的砭石，用来缓解疼痛。陕西省扶风县周原召陈西周遗址也出土过类似的熨石，表面发黑，有被烧灼的痕迹，推测是在火中烧灼加热后，放置在身体疼痛或寒冷的部位，温通驱寒以缓解疼痛。

由此可见，砭石是最早的外用治疗工具，其功能涵盖了放血、排脓、按摩、热熨、点穴、刮拭、切割等诸多方面，也包括后世针灸疗法的功用。这些外治法往往直接作用于患者的体表或病变部位，以祛邪为主，所以《黄帝内经·素问》中告诫道："身羸瘦，无用镵石也。"提示这种疗法早期主要适用于体质比较强壮的人。

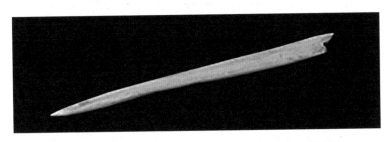

新石器时期　骨针　北京中医药大学中医药博物馆藏

人类在使用石器制作医疗用具的同时，也会选择利用身边的植物、动物资源，如将动物骨骼、树枝和竹子等做成针刺工具。四川巫山大溪文化遗址曾经出土了两枚新石器时期的骨针，这两枚骨针没有针鼻，尖端锐利，针体磨制得非常光滑，推测可以用于破痈排脓、放血刺穴等。此外，早期"针"也写作"箴"，说明包括竹子在内的植物枝干经过磨制后，也曾用于医疗中。由于无法久存，在文物中并未发现实物。

2. 金属针具的辉煌

商周时期，冶炼技术有了很大突破，促进了医疗工具的开拓，包括针具在内的金属医疗工具逐渐替代了砭石。

最早出现的金属针是青铜针具。1983 年，陕西扶风齐家村出土了一枚西周时期的青铜针，针身长 9.2 厘米，针体呈三棱形，末端尖锐。虽然这是一枚"针具"，但根据其粗细和锐利程度判断，这枚青铜针的主要作用应该是放血、破痈或点按。由此可见，由于制作工艺有限，"针"在当时并不完全等同于现代意义上的针，它是外用治疗工具的一种称谓，用来切割、刺破等。随着冶炼技术的进步，临床治疗方法对治疗器具的需求更加多样化，人们制造出更多形制的针具。据《黄帝内经·灵枢》记载，当时的金属针具按照外形和功能被分为九种，叫作"九针"。

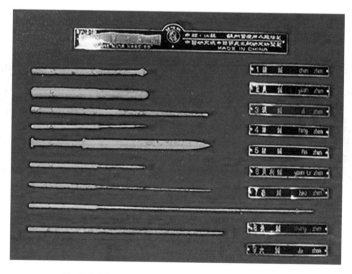

仿古九针　北京中医药大学中医药博物馆藏

　　它们分别是镵（chán）针、圆针、鍉（dī）针、锋针、铍（pí）针、圆利针、毫针、长针、大针。九针是什么样子，又如何使用呢？

　　镵针：针长一寸六分。针头较大，末端尖锐突出像箭头一样。长于浅刺，用于治疗皮肤浅层疾病，泻热祛邪。

　　圆针：针长一寸六分。针身圆直如竹管，针尖椭圆如卵形。主治邪在肌肉的疾病。

　　鍉针：针长三寸半。针头圆而微尖，像黍米的形状。用来按压穴位，使气血通畅，排出邪气。

　　锋针：针长一寸六分。针身硬直如圆柱状，针尖锐利，主要用来刺络放血，泻热除痛，消除顽疾。

　　铍针：针长四寸，宽二分半。针身形状像宝剑，主治较大的痈肿，以破痈排脓。

　　圆利针：针长一寸六分。针身较小，针尖稍大，针形细长像马尾一样，用于深刺，治疗急性病症。

　　毫针：针长三寸六分。针身纤细如毫毛，主治邪在络脉导致的寒热痛痹。

　　长针：针长七寸。类似缝衣针，主治邪深病久的痹证。

　　大针：针长四寸。仿照锋针样式，但比锋针长，微圆，形似拐杖，主治关节肿大，用来通利关节。

　　九针其实就是外科用具、按摩器具与针刺工具的集合，九针的出现反映了早期中医外治方法的多样化。随着针刺技术的提高，针刺治疗逐渐与经络、腧穴相结合，在经历了反复临证实践后，针刺疗法与针刺工具不断完善，更加精致的铁针、金银针等相继出现。1968年，河北满城县中山靖王刘胜的墓中出土了9枚医针，其中金针4枚，银针5枚，针身长度分别为6.5～6.9厘米不等，上端均为方柱形的柄，宽0.2厘

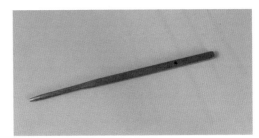

西汉　中山靖王刘胜墓出土金针（复制品）
北京中医药大学中医药博物馆藏

23

米，比针身略粗，针尖有的尖锐，有的稍钝，有的呈圆卵状，有的为三棱形，医史专家确认其为早期的针灸用针。这批金银针与《黄帝内经·灵枢》中所记载的"九针"形制基本相似，不仅印证了九针的存在，也反映了汉代针刺技术与针刺工具的发展程度。

3."钢针"是怎样炼成的

古代制作针具全部依靠纯手工打造，古代文献中对医疗用针的制作工艺记载比较零散，只有明代杨继洲在《针灸大成》中有较为详细的介绍。

首先，医疗针具的材质首选马衔铁。马衔铁是一种用来控制马匹的工具，它由一条软铁丝或者铜丝编织而成，设置在马嘴里，属于鞍具中的一小部分。骑马的人通过衔铁指挥马匹行进或停止。早在宋代，就已经有用马衔铁制作针具破痈排脓的记载，南宋陈自明的《外科精要》中记载："痈成脓则宜针，其针当以马衔铁为之，形如蕹叶样两面皆利，可以横直裂开五六寸许……"为什么选用马衔铁呢？据《针灸大成》

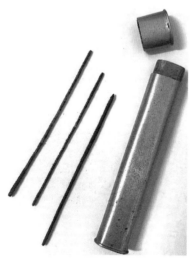

民国　针具
北京中医药大学中医药博物馆藏

解释，因为"马衔铁无毒"，"马属午，属火，火克金，解铁毒，故用以作针"。清代赵学敏在《本草纲目拾遗》中说："马衔铁，其性愈久愈软。"金属针具中，青铜质脆，金银价贵，铁具原料充足，尤其马衔铁软而坚韧，经济实惠，容易获得，适合制作医疗用针。

古代制作针灸用针的工艺比较烦琐。先把马衔铁煅烧拉细，再切成铁丝，或二寸、或三寸、或五寸，长短不一。然后涂上蟾酥微微煅烧，如此重复三次后趁热把针插在一块腊肉的皮与肉之间，再把这块腊肉连针一起放在配好的药水里煮。药水煮干再倾入冷水，冷却后把针取出，在黄土中反复插百余下，目的是把针磨细，通体发亮时即可。然后再在针的上半部分缠上铜丝做成针柄，针尖磨圆就可以了。不同的文献对煎煮针具的药水记载不完全一样，大致包括麝香、胆矾、石斛、穿山甲、当归尾、朱砂、没药、郁金、川芎、细辛、甘草、沉香、磁石等；或者用乌头、巴豆、硫黄、麻黄、木鳖子、乌梅等。针做好以后，有时会再用没药、乳香、当归、花乳石等药水煮，然后用皂角水清洁针具，涂上松子油，这样针就做好了。

从古代冶炼技术的角度来看，这个过程就是冶炼中"淬火"的步骤。"淬火"就是先把打好的器具放在炉火上烧红，一定火候后立刻将其放入水、油或其他水溶液中淬冷，让烧红的器具骤然冷却。上述过程中反复涂抹蟾酥并微微煅烧，包括把针插在腊肉的皮里肉外，

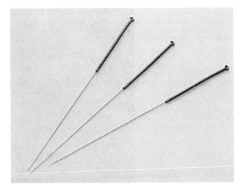

一次性无菌针灸针

也就是插入油脂中加热，这是"油淬"的过程，油淬能避免因淬火力度过大而在器具表面产生裂纹，或者直接断裂。此外，"蟾酥"是蟾蜍皮下的汁液，它是一种生物油脂，起到黏结剂的作用，也是一种渗碳剂，煮针用的药水中也含有矿物质，能够促进针具渗碳钢化。从现代研究角度来看，有一定的科学性。

马衔铁制针虽然尖锐滑利，但易于折损，针具的制作需要更加精益求精。1953年，著名针灸学家承淡安提出，针刺技术在应用过程中，遇到一些患者不敢接受针刺治疗，主要是因为针具不够精细，刺入时比较疼痛，这种情况会影响针灸技术的推广和应用，于是他在当时的《针灸杂志》中介绍不锈钢针，促使针具向微细化发展。此后新型不锈钢针具逐渐被推广，成为针灸针的主流。随着临床消毒标准的提升，一次性不锈钢无菌针灸针目前已经普及。从砭石、骨针、青铜针、陶针、

铁针发展至一次性不锈钢无菌针，针具的改革和进步，扩大了针灸技术的应用范围。

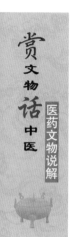

4. 灸疗的力量

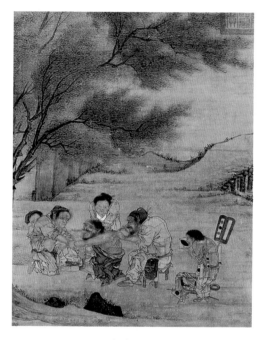

宋代　李唐绘　灸艾图

中国台北故宫博物院收藏了一幅南宋时期的工笔画，据传为南宋著名画家李唐所作。整幅画以村舍、小桥、古树为背景，描绘了民间走方医用灸法为村民治病的场景。画中，医生左手扶住患者的背部，右手持器具，聚精会神，专心为患者治疗。患者表情痛苦又略有惊恐，旁边的家属则一脸焦急，身后围观的儿童满脸好奇，又有些恐惧，医生身后的助手手持膏药，随时准备把膏药敷在患者背部。整幅画生动刻画了古代民间医生治病的场景。此画名为"灸艾图"，何为"灸艾"？这是一种怎样的治疗方法？它又是如何形成和发展的呢？

"灸"指的是灸法。我们通常说"针灸"，这里面其实包含了两种传统的治疗方法：一种是针法，另一种是灸法。针法是采用不同的针具，运用各种手法，刺激人体体表的穴位，以激发经络之气，调整人体脏腑气血功能，达到防治疾病目的的一种外治疗法；灸法，古称灸焫（ruò），是一种用火烧灼的古老的治病方法。东汉许慎在《说文解字》中解释，"灸"字即为"灼"，就是灼体疗病的意思，用艾绒或其他易燃的药物作为燃料，烧灼或熨烫体表的腧穴，利用火的热力透入肌肤中，以发挥温通经络、调和气血、散寒逐痹、回阳起陷的作用。因为"针法"和"灸法"的治疗都是基于经络腧穴理论，在临床上又常常相辅相成配合使用，所以自古以来针和灸就一直被相提并论，合称为"针灸"。

灸法作为一种温热疗法，其首要功效就是防治因为阳气虚损导致的虚寒证，或寒邪侵袭导致的实寒证。中医认为，人体正常生命活动的基础是气血的正常运行，气行则血行，气止则血止。元代名医朱丹溪就曾经说过，血见热则行，见寒则凝，寒邪本身有"凝固"的特点，气血运行受到寒邪的影响，就会引发疾病。灸法正是应用其温热刺激的特点，起到温经通痹的作用。灸法还可以增强人体脏腑的功能，补益气血，填精益髓，凡是因先天不足、后天失养或大病和久病导致的脏腑功能低下、气血虚弱，甚至中气下陷等情况，都可以用灸法来温补调理。许多慢性疾病用灸法调理，都有补虚培本、鼓舞正气的作用。灸法温补的作用不可小觑，古人曾经运用灸法对阳气虚脱而出现大汗淋漓、四肢厥冷、脉微欲绝的休克患者进行急救，可见灸法也是古代中医急救术之一。灸法虽然是一种温热性质的疗法，却也有清热的作用，可以发挥双向调节的治疗作用。唐代医家孙思邈在《备急千金要方》中指出，灸法对脏腑实热有宣泄的功效，尤其对热毒蕴结所形成的痈疽，有消瘀散结、拔毒泄热的功效。针对痈疽初起、尚未化脓的情况，或者痈疽破溃后久不愈合的情况，都可以用灸法进行外治。

灸法的温热力度，取决于灸疗使用的材料。灸疗选用的材料自古至今出现过很多种，其中最常用的药材就是"艾"，所以灸法又被称为"艾灸"。

艾，就是山野间随处可见的艾草。艾草用于防治疾病已经有几千

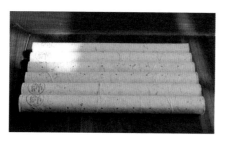

艾灸条

年的历史。辞书之祖《尔雅》中称"艾"为"冰台"。据西晋的《博物志》解释："削冰令圆，举以向日，以艾承其影，则得火，故曰冰台。"艾能利用冰影生火，从而形成"艾能生火"的认识。《庄子》中有"越人熏之以艾"的记载，人们将艾点燃后利用艾的香味增进健康。《黄帝内经·灵枢》中有"其治以针艾"的记载，此时"艾"已与"针"相提并论，成为灸法的代名词。只要提到灸疗法，人们首先想到的是艾灸疗法。东汉末陶弘景整理的《名医别录》最早详细地记载了艾叶的功效："主灸百病。可作煎，止下痢，吐血，下部蜃疮，妇人漏血。利阴气，生肌肉，辟风寒，使人有子。"由此可见，艾是灸疗最早最广泛使用的药材。艾叶不仅有着浓烈的香气，而且具有纯阳之性，是最佳的灸材。

在制作艾灸用材时，人们要先把艾放置三年后使用。《孟子·离娄》中说："犹七年之病，求三年之艾也。"强调灸疗使用的是陈旧的艾，放置时间越久越好。为何要用陈艾呢？李时珍在《本草纲目》中解释道："凡用艾叶，须用陈久者，治令细软，谓之熟艾。若生艾灸火，则易伤人肌脉。"放置后的艾，叫作熟艾，灸疗时不仅火力更温和，而且烟少不呛人，燃烧后的灰也不易脱落，温热感更具有穿透力，治疗效果更好。而未经放置的新艾在使用时不仅烟大呛人，还会产生灼痛感。一般湖北蕲州产的艾被认为是最好的艾，被称为"蕲艾"。艾在制作时需要放在石臼中反复捶打制成艾绒。第一遍捶打先使艾的梗和叶分离，筛去梗和杂质后进行第二遍捶打，并碾成艾绒，此后再经过反复晒、捣、筛，最终形成淡黄色洁净细软的艾绒，达到使用的标准。

在灸法发展过程中，针对不同性质的疾病，古代医家不断摸索尝试使用新的施灸材料，如桑枝、桃枝、竹茹、硫黄、蔓菁子、灯心草、旱莲草等天然的易燃植物，并且在艾中加入其他药物，以补充艾单独作为灸材的不足，如雷火神针、太乙神针等，都是在艾的基础上加入更多中草药制成。因为操作时在穴位上隔几层纸或布直接灸，类似施针，所以叫"针"，其实也是灸法的一种。后来，医家们又尝试用不同的药材加工制成一定剂型的灸材，如药锭、药捻、黄蜡等，点燃后用于灸疗。此后，还出现一些刺激性较强的药物如斑蝥、白芥子、毛茛叶等，直接敷贴在穴位上，使皮肤发泡，是不同于

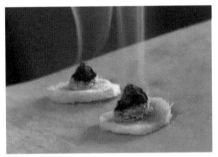

隔物灸

温热刺激的另一类灸法，被称为"天灸"或"自灸"。灸法在具体操作时又包括直接灸、间接灸、悬灸等，艾灸还可与针刺结合使用，叫作温针灸。间接灸又叫作隔物灸，常用的辅助材料有姜、蒜、盐、附子饼等。晋代葛洪最早使用"隔物灸"，包括隔蒜灸、隔盐灸、隔面灸、隔川椒灸、隔巴豆灸……主要是将艾绒制成的艾炷与穴位皮肤隔开施灸，一方面可以借助隔衬药物发挥辅助治疗作用，另一方面利用隔物避免灼伤皮肤，或者艾灰脱落烧伤皮肤。

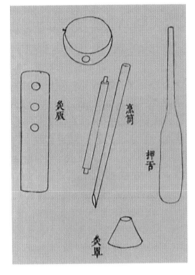

清代 《外科图说》插图
灸板、灸罩

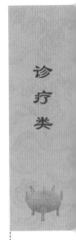

灸器的应用是伴随着隔物灸的出现逐渐发展起来的。利用灸器辅助施灸在我国有着悠久的历史。受历史发展的局限，人们选用的灸器一般源自生活中的器物，古代医家曾经尝试使用瓦甑、苇管、竹管、铜钱、泥盏、竹盒、面碗、灸盏等。都是生活中的常用器物，后来出现了专门用于艾灸的灸盏和灸盒。

5. 小罐子里的大力气

拔罐是我国中医疗法的重要组成部分。人们用不同的罐作为工具，借助热力或者抽吸排出罐中的空气形成负压，使罐吸附于体表相应的部位，形成局部充血或淤血，以调整人体功能，达到防病治病、强壮身体目的的一种外治疗法。

古代最早的天然"吸拔"工具是牛角，因此拔罐最早又被称为"角法"。"角"指的就是兽角或牛角。马王堆汉墓出土的西汉早期医学帛书《五十二病方》中记载了使用兽角吸拔治疗痔疮的过程："牡痔居窍旁，大者如枣，小者如核者，方以小角角之，如孰（熟）二斗米顷，而张角，絮以小绳，剖以刀。"这里"牡痔"指的是外痔。治疗外痔时，先在兽角的顶尖处磨出一个孔，将角底部的口扣在痔疮上，用嘴吸吮兽角顶端的孔，通过兽角形成负压拔出痔疮核，然后用线系起来，再用刀割除痔核。所以早期的角法就是利用兽角作为工具，制造出吸拔力量以辅助治疗的方法，与现代意义的"火罐"疗法并不相同。

晋唐时期，人们开始利用天然竹筒，经过削制加工后做成竹罐来代替兽角。竹罐不仅取材广泛，而且物美价廉，有利于在民间推广。唐代王焘在《外台秘要》中详细描述了竹罐的使用方法："遂依角法，以意用竹依作小角，留一节长三四寸，孔径四五分。若指上，可取细竹作之。才令搭得螫处，指用大角

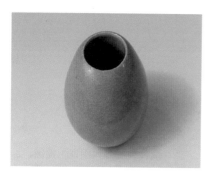

元代　火罐（复制品）
北京中医药大学中医药博物馆藏

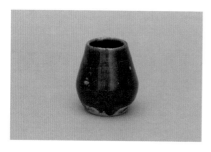

清代　火罐
北京中医药大学中医药博物馆藏

角之，气漏不嗍，故角不厌大，大即嗍急差。速作五四枚，铛内熟煮，取之角螫处，冷即换。"根据不同的部位，选用大小不同的竹罐。具体过程："以墨点上记之。取三指大青竹筒，长寸半，一头留节，无节头削令薄似剑。煮此筒数沸，及热出筒，笼墨点处按之。"当时使用的是煮罐法，通过煮沸迅速冷却的方法使竹罐形成负压。后来，又由单纯的水煮拔筒法发展为药筒法，将竹罐放在药物中煮过再用，以发挥吸拔和药物外治的双重作用。

唐代政府设置的太医署分为医、针、按摩及咒禁四科，在医科下又分设"体疗、疮肿、少小、耳目口齿、角法"等专业，由此可见，"角法"在隋唐时期已经作为一门独立的学科受到了政府的重视，被纳入了正规的医学体系中，得到迅速发展。同时，角法也不再是简单的拔毒吸脓之法，从外科拔除脓血发展到通过吸拔以达到引邪外出、疏经通络、流通气血、活血化瘀的作用。竹罐流行的同时也开始出现陶罐，并完全代替了兽角。拔罐疗法的名称也由"角法"改成了"吸筒法"。到清代，陶瓷技术逐渐成熟，随之出现了瓷罐，吸拔方法开始以火力排气法为主，此时才正式提出了沿用至今的"火罐"一词。

6. 外科史上的利器

俗话说："工欲善其事，必先利其器。"外科器具的改良和创新在外科治疗发展中起着举足轻重的作用。正是一代代医学家在治疗过程中的不断创造与革新，使医疗器具得以逐步改进与完善。

一直以来，手术刀具都是外科器具的主角，无论是扁鹊的换心术，还是华佗为关公做的刮骨疗毒术，这些历史上颇具神奇色彩的手术刀下的故事都离不开外科刀具的使用。历史上的外科手术真的如此神奇吗？古代的手术刀具又是什么样子呢？

中医外科起步很早，《周礼》中记载，当时的宫廷医生中有一类医生被称作"疡医"，"疡医"指的就是外科医生，主要负责治疗各种皮肤疮疡、外伤以及折伤等疾病。南北朝时期，战乱纷呈，我国现

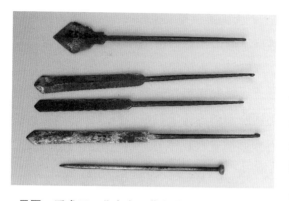

民国　手术刀　北京中医药大学中医药博物馆藏

存最早的外科专著叫《刘涓子鬼遗方》，也是最早的军事外科医学著作，就出现在这个时期。书中记载了丰富的外科治疗方法，包括各种刀伤、箭伤的处理，皮肤痈疽的鉴别诊断及切开排脓引流的方法等，治疗技术涉及清创、止血、刮治、切割、引流、缝合等。经过唐宋时期的经验积累，明代时外科临床中出现了较为系统的手术器具，如针、刀、剪、钳、凿、钩、铲等，外科著作也集中涌现。尤其，宋代开始，儒生加入到医学群体中，提高了医生群体的文化素养，一些儒医开始涉足外科领域，改变了以往外科疾病由民间游医来治疗的现象。儒医在外科领域提出了很多新的理论，使外科脱离了简单的治疗技术的积累，达到了新的理论认知的高度。然而，外科手术技术的发展必须面对消毒、麻醉、止血三大难题。18世纪以来，正是随着这三大难题的破解，西方外科手术技术取得了突飞猛进的发展。受历史的局限，虽然我国外科历史上曾出现了各种应对措施来解决这三大难题，但并没有实现重大的突破。据现存医学文献的记载，古代外科手术范围主要涉及清创术、接骨术、肠吻合术、痔核切除术、兔唇修复术、鼻息肉摘除术、咽部异物剔除术、截指术等，虽然有一定的局限性，但依然展示了我国古代外科医生的智慧和技巧。

除医书外，非医学类文献中也记载了一些外科手术的案例。《晋书》中就记载了"兔唇修复术"的故事。晋代，一个叫魏咏之的人，虽然出身贫寒，但好学不倦，也十分聪慧，无奈天生兔唇，常常受人讥讽。但是，有个会看相的先生却告诉魏咏之，他有大富大贵的面相。十八岁时，魏咏之听说荆州刺史殷仲堪帐下有一位名医，能通过手术治好兔唇，于是他决定到荆州去寻找这个名医。家人对此十分担心，觉得家里太穷了，医生不会给他治疗。魏咏之跟家人说："我天生残丑，一无是处，这样活着有什么用！"于是他带上干粮去投奔殷仲堪。殷仲堪见魏咏之虽然天生兔唇，却谈吐不凡，很有才华。他把帐下名医找来免费为魏咏之诊治。医生看过魏咏之的兔唇后认为可以治好，但是术后百日内必须喝粥，且不能说话。魏咏之笑着说："别说百日，就算半生不语，我还有半生可以说话，没有问题！"最后，医生为他做了兔唇修复手术，让他拥有了正常的相貌。这是历史上记载的第一例兔唇修复手术，《晋书》作为史书并没有详细描述手术的过程，但清代的《医宗金鉴》中记载了详细的手术步骤，基本原理与现在的兔唇修复术一致。《医宗金鉴》是清代政府颁布的具有教材性质的医学著作，由此可见，兔唇修复术已经是当时一种较为成熟的手术技术，而且已经能够推广到很多地方。手术中除了使用锋利的手术工具，缝合技术也非常关键。古代文献中记载的缝合术中，主要使用桑白皮线、麻线、丝线、油线进行缝合，元代已经开始使用"钩针"缝合，而且提出逐层缝合的原则。元代危亦林的《世医得效方》中详细记载了缝合腹壁的过程："肚皮裂开者，用麻缕为线，或搓桑白皮为线，亦用花蕊石散傅线上，须用从里重缝肚皮，不可缝外重皮，留外皮开，用药掺，待生肉。"由此可见，元代时缝合术已经按解剖层次逐层缝合，缝合过程中深浅、先后、松紧均有所强调，避免留死腔。

　　古代外科手术工具，有些刀具的形态与古代兵器类似，不仅种类丰富、形态各异，而且不同尺寸的工具有不同用途。其中"针"主要用来穿刺痈疽、破脓引流，针体细长，就像加大号的针刺用针。元代齐德之的《外科精义》中记载："（疮肿）久久不消，内溃成脓，即当弃药，从其针。""刀"是外科最常用的手术工具，由古代"九针"中的"铍针"发展而来，由于切开刀口的面积、深度、角度和位置不同，衍生出多种不同的刀型，如柳叶式刀，刀型如柳叶，与现代应用的手术刀类似，刃口较长，切开面积较大，用于切割创面较大的疮疡；平刃式刀，刀刃呈水平状，刃口较短，切开面积较小，用于去除腐肉和死皮；斜刃式刀，刀形呈三角形，刀刃斜开45°，刃口平直，刀尖锋利，用于处理深处疮口，比较准确地把握切割的分寸；弯刀，刀刃弯曲呈半圆形，弯曲的刀刃能增加切割的力量，用于处理伤口内部的疮口，切除深部的腐肉。"烙"是运用烙法处理疮口时使用的金属器具。明代《外科启玄》中记载："将利刃于瘤子细根底一割去，即将银匙烧赤一烙之，则血不出，亦不复生，数日愈矣。"烙法主要适用于创面出血点止血，或者体表小的赘生物的割除，先将烙具经火烧红，再用烙具灼烙止血。为了更好贴合创面达到迅速止血目的，烙具的形状像汤匙一样，烙面平滑，与手柄有一定坡度，便于操作。"铲"形似铲子，用来去除残留的腐肉、清除骨骼上的病灶、刮除溃疡上的假膜等。

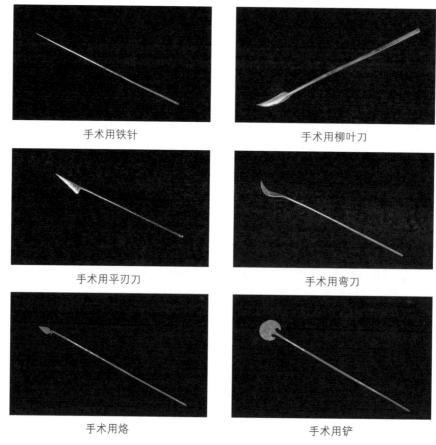

手术用铁针　　　　　　　　　手术用柳叶刀

手术用平刃刀　　　　　　　　手术用弯刀

手术用烙　　　　　　　　　　手术用铲

民国　手术器械　北京中医药大学中医药博物馆藏

江苏省江阴市的一座明代墓葬中，曾经出土了一件银质医疗器具"疝气托"。挖掘时发现，这座墓中男主人的大腿骨和盆骨之间有一件"圆锥形银丝罩"，整个锥形罩长 11.5 厘米，罩口直径 11.5 厘米，净重 51.4 克，它是做什么用的呢？据金元四大家之一的张从正在《儒门事亲》中记载："狐疝，其状如瓦，卧则入小腹，行立则出小腹入囊中……今人带钩钤是也。"有专家指出，这个圆锥形的银丝罩就是上文中提到的"钩钤"。狐疝的症状属于现代医学中的腹股沟斜

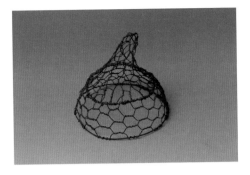

明代　江阴明代墓出土"疝气托"（复制品）　北京中医药大学中医药博物馆藏

疝，是疝气的一种。患者由于腹腔内压增高，腹腔内脏器通过腹壁的薄弱部分坠入一侧阴囊中。早期，患者的腹股沟位置会出现一个肿块，肿块较小时一般在患者站立、劳动、行走、跑步、咳嗽时出现，平卧的时候，肿块可以自行回纳、消失。由于肿块时上时下，卧床时则向上入腹，站立时又坠下至阴囊中，有如狐之出入无常，所以古人称其为狐疝。这位墓主人生前应该患有疝气，小肠坠入一侧阴囊中，"钩钤"就是用来托住下坠到阴囊中小肠的器具，是辅助治疗疝气的"疝气托"。钩钤平时使用时两头应该系有绳索，绳索的一头系在疝气托两边，另一头系在腰间，以托起肿大下坠的睾丸。"疝气托"实物的出土，印证了《儒门事亲》书中描述的"钩钤"的样子，在当时医疗条件下，也是古人缓解疝气症状的一种有效的方法。

7. 夏医生的医疗用具

　　1974 年，江苏省江阴市长泾镇发现了一座明代墓葬，墓主人名叫夏颧，死于明永乐九年。墓中同时出土了十余件医疗器具，有针、刀、镊、罐、壶、刷等。夏颧是谁？这些医疗器具又有什么用途呢？

　　据地方志记载，夏颧（1348—1411 年），字叔度，号雪洲，出身于江苏江阴长泾的名门望族。夏颧秉承了家族扶危济贫的传统，不仅品行端正，常常接济四方贤士，而且博学多才，擅长医术，是当地著

名的儒医。作为富甲一方的名门望族，夏颧广结名士，与当时的画家王绂、诗人许恕、名士钱仲益、张瑞等交好，曾经修建"澄怀堂""停云轩"与"三近斋"专门接待四方来客。夏颧还曾经专门请王绂在"三近斋"讲学授课，受益一方百姓。倪瓒是元末著名画家，晚年落魄借住在江阴的亲戚家中。由于年老体弱又身患脾病，经人介绍倪瓒结识了在江阴颇有医名的夏颧。夏颧在给倪瓒诊治的过程中发现，二人都喜爱山水，志趣相投，一来二去便结下忘年之交。后来夏颧把倪瓒接到自己家中医治，并照顾他安享晚年。平日里，二人吟诗作画，抚琴对弈，相处甚欢。明洪武七年（1374年）中秋，倪瓒终因年老体衰，病逝于夏颧家中。夏颧先将他埋葬在夏氏祖坟，后又改葬于倪氏祖坟，帮他魂归故里。可见，夏氏不仅擅长医术，而且广结善缘，扶危济贫，是一位了不起的儒士。

作为江阴名医，夏颧尤其善长外科，墓中出土了一批外科用具。夏颧墓中出土了两把手术刀，一把是铁质柳叶式外科刀，长16.7厘米；一把是铁质平刃式外科刀，长11.3厘米。这两种刀应该是古代最常见的手术刀具。

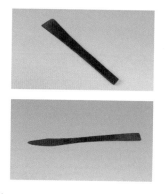

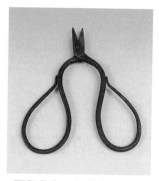

两把铁质小剪刀，一把长10.6厘米，一把长11.8厘米。外科所用剪刀跟生活中的相似，只是剪刀的头部更为锋利，用于剪除腐肉和死皮。正如清末医家何景才在《外科明隐集》中所记载的："剪者，取其剪除瘀腐离活未脱。若用刀割必致揪扯内肉，患者必难禁其疼极之苦也。"

一把铁质钗，长 10 厘米；一把铜质钗，长 12.3 厘米。钗就是现在外科用的镊子，古代文献中也称作"大钳"或"长钳"等。清末刘济川的《外科心法真验指掌》记载："此镊捏溃疮之腐肉，取之，去之，不可伤好肉，伤则血流。"可见镊子主要用于夹取腐肉。

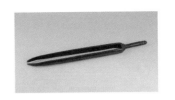

明代　夏颧墓出土钗（复制品）
北京中医药大学中医药博物馆藏

外伤、疮口、眼科等疾病，需要用药液反复淋洗患处，夏颧墓中出土了一把霁蓝细嘴淋洗瓷壶，高 11.9 厘米，腹径 13.6 厘米。壶嘴细长，不仅能控制淋洗药液的用量，也使淋洗治疗更加轻柔细致。淋洗壶腹部两侧，还有可以系带的孔，可以把淋洗壶悬吊起来加热，使药液变得温热，易于调控药液的温度。

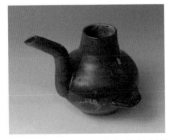

明代　夏颧墓出土淋洗壶（复制品）
北京中医药大学中医药博物馆藏

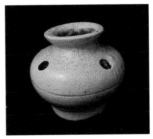

明代　夏颧墓出土瓷熏罐（复制品）
北京中医药大学中医药博物馆藏

墓中还出土了一只冰裂纹瓷熏罐，高 8.3 厘米，腹径 8.2 厘米，无盖，罐口直径 4 厘米，罐肩上有四个直径 1 厘米的圆眼。使用时，先将药物放在罐内加热或者点燃，使药物的水气或烟气从罐口及四周小孔中冒出，患者将需要治疗的部位对准并固定在罐口上方进行熏蒸。古代传统熏法应用很广泛，用于止咳化痰、杀虫止痒、醒脑提神等，药效直接发挥作用。此外，该罐还可以用于熏吸，古人流行香熏，熏吸香气也成为一种防治疾病的方法。

此外，墓中还有两只木质药罐，一只高 7 厘米，一只高 11.9 厘米。此罐虽然是木质，但木料坚韧，十分结实耐用。两把牛角柄铁质圆针，各长 9.8 厘米。"圆针"虽然被称为"针"，但其实是用来按摩、拨点筋骨的工具。《黄帝内经·灵枢》中记载的最早的针刺工具"九针"中就有"圆针"，针头呈卵圆形，用以按摩体表，治疗筋骨病痛。一根木质针棒，长 5.7 厘米。针棒用坚韧的木质做成，表面光滑，比一般的金属针具要粗，推测是用来针刺排脓的。痈疽是发生于体表和四肢的急性化脓性疾病，必须及时祛腐排脓。选用"针"来刺破痈肿排除脓液，既可以深入脓疡深部，又不会造成太大的创口，减轻了患者痛苦，也有利于后期疮口的恢复。两把牛角柄猪鬃毛刷，各长 14.8 厘米。因猪鬃毛刷与医疗器具在一起，推测用于清扫药粉。

8. 针灸铜人传奇

2017 年 1 月 18 日，国家主席习近平在瑞士日内瓦向世界卫生组织赠送了来自中国的"国礼"———一座针灸铜人雕塑。这个浑身布满穴位的铜人雕塑吸引了全世界的目光。"针灸铜人"不仅是中国古代学习针灸使用的一种教学工具，也是中国传统医学的象征，拥有深厚的历史渊源。

我国历史上最早的针灸铜人是北宋时期的"天圣针灸铜人"。宋代以前，临床针灸医生取穴进行针灸治疗，必须遵循一定的标准，包括经络的循行路线、腧穴的位置等，唐代以前，医生主要参考的标准是《黄帝明堂经》，然而《黄帝明堂经》因唐朝末年的战乱而佚失。到了宋代，为了给针灸经穴重新制定国家标准，宋仁宗皇帝诏令国家最高医学机构"翰林医官院"整理编撰针灸专著并绘制针灸图谱。由于宋仁宗十分喜爱医学，常常研读医书，思考之余他又提出"传心岂如会目，著辞不若案形"，也就是说，看书只能心领神会，不如实物直观。于是，宋仁宗下令在整理针灸文献的同时，铸造两具针灸铜人，方便学习和理解经络腧穴的知识。

医官院将这个任务交给了当时数一数二的针灸学家王惟一，他同时也是当时国家最高医学教育机构太医局里的老师，担任针灸的教学任务。王惟一接到任务后一边整理总结针灸学文献，一边设计监督针灸铜人的制作，终于在公元 1027 年铸成了两具一模一样的针灸铜人，因时年正是宋代"天圣"年间，所以这两具铜人被称为"天圣针灸铜人"。与此同时，王惟一也完成了新的针灸经穴国家标准《铜人腧穴针灸图经》的编撰。作为官书问世的《铜人腧穴针灸图经》，对宋代以前的针灸学内容进行了一次系统的梳理与总结，成为宋代学习针灸学的重要参考标准。

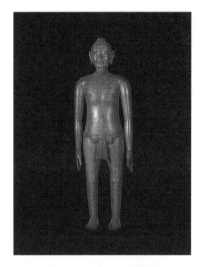

清代　针灸铜人（复制品）
北京中医药大学中医药博物馆藏

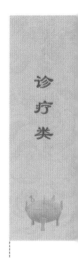

这两具铜人是青铜铸造的，由"背""面"两个青铜铸件连缀而成，利用特制的插头来拆卸组合，腹腔中空，体现了当时较高的铸造工艺。"天圣针灸铜人"的身高和青年男子相仿，正立，两手平伸，掌心向前。铜人体表标有 354 个穴位的名称，所有穴位都凿穿成小孔。据南宋周密的《齐东野语》记载，铜人的体腔内还配有木雕的五脏六腑和骨骼。每当医官院进行针灸学会试时，考官会将水银或水注入铜人体内，再将铜人体表涂上黄蜡，完全遮盖体表的经脉穴位。应试者只能凭借经验下针，一旦准确扎中穴位，拔针时水银就会从穴位中流出，医书中称之为"针入汞出"。"天圣针灸铜人"的出现开创了世界上用人体模型进行针灸教学的先河。

天圣针灸铜人不仅用于教学，还用于针灸学的推广。在宋仁宗的授意下，其中一具天圣针灸铜人被放置在当时非常繁华的大相国寺内。与此同时，又将王惟一编撰的《铜人腧穴针灸图经》的内容刻在十几块大石壁上，与天圣针灸铜人放置在一起，以便昭示大众，供各地前来学习的学者观摩、学习和抄录，有效地促进了针灸学的普及，体现了北宋政府积极推广针灸医学的态度。1042 年"针灸石壁堂"改名为"仁济殿"，与大相国寺的其他建筑一起，成为当时著名的汴京八景之一，叫作"资圣熏风"。

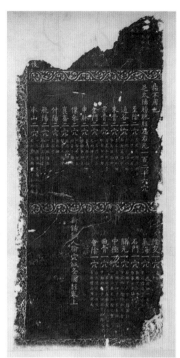

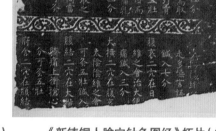

《新铸铜人腧穴针灸图经》拓片（1）
北京中医药大学中医药博物馆藏

《新铸铜人腧穴针灸图经》拓片（2）
北京中医药大学中医药博物馆藏

　　然而，"天圣针灸铜人"的珍贵价值与影响力也为它带来了灾难。公元1128年，宋金之战中北宋大败，金人索要一具天圣针灸铜人作为和谈的条件之一，一座铜人被金人占有后在战火中不知所踪。南宋时，另一具天圣针灸铜人流落到襄阳城内，后被归还给南宋政府。此后的四百多年里，宋"天圣针灸铜人"辗转经过元、明两代的流传，在明正统八年时，已经长满铜锈，昏暗不堪，体表标记的穴位名称也已模糊不清。明英宗看到后便下诏，仿照"天圣针灸铜人"铸造一具新的针灸铜人。

　　明英宗下令重新打造的针灸铜人在明正统年间铸造完成，因此称为明"正统针灸铜人"，它与宋"天圣针灸铜人"几乎不差毫厘，是"天圣针灸铜人"的"高仿品"。明"正统针灸铜人"铸造完成后与宋"天圣针灸铜人"一起被放置在药王庙内。后来，宋"天圣针灸铜人"不知所踪，而明"正统针灸铜人"则被毁伤了头部。一直到清顺治年间，明"正统针灸铜人"头颈部的裂痕才被修复。修好后的明"正统针灸铜人"被放置在清太医院中，八国联军入侵北京城时，俄国军队驻扎太医院内，俄国人掠走了明"正统针灸铜人"，将其收藏在俄罗斯圣彼得堡的艾尔米塔什博物馆中。2003 年初，中国中医研究院针灸研究所研究员黄龙祥等人前往俄罗斯圣彼得堡考察，发现圣彼得堡收藏的针灸铜人不仅姿势、服饰与文献记载的宋"天圣针灸铜人"的基本特征完全吻合，而且铜人身上的经穴数量与定位，均与宋《铜人腧穴针灸图经》的记载相符合。更为重要的是，这具针灸铜人拥有"针入汞出"的功能，而且方法简单、稳定实用。然而，这具针灸铜人颈部有明显的修复痕迹，而且头上的"通天穴"，其中的"通"字没有缺笔，是一个完整的字。据史书记载："天圣针灸铜人"在铸造时，正值章献刘太后临朝，刘太后父亲的名字中有个"通"字，为避父讳，铸造者特意将针灸铜人身上的"通"字改为缺笔的"通"字，少了中间的一竖。正是这多出的一竖让专家们确定，这具针灸铜人不是宋"天圣针灸铜人"，而是明"正统针灸铜人"，是现存最早的针灸铜人。

受宋"天圣针灸铜人"的影响，明清两代先后出现了一些不同的针灸铜人。其中最为独特的是上海中医药博物馆珍藏的"乾隆御制针灸铜人"。这具铜人是一个老妪的形象，实心，右手臂手心向前，左手臂手心向后，身高 46 厘米，宽 22.8 厘米，厚 16 厘米，体表有经络和腧穴，全身共有穴位 580 个。铜人被放置于一个书形锦盒内，锦盒贴黄绸封面，在锦盒左、右两侧门叶上写有文字，详细记载了铜人的来历：清朝乾隆年间，清政府命太医院院判吴谦等编撰大型综合性医学丛书《医宗金鉴》，该书于乾隆七年（1742 年）刊行，作为太医院的教科书在全国推广。为嘉奖编撰《医宗金鉴》的有功人员，乾隆皇帝命工匠铸造一批针灸铜人颁发给他们。锦盒门叶上的文字不仅记载了编撰这部医书的经过，后壁上还有参加编书者的职务和姓名，两边均钤有乾隆皇帝的朱红色玉玺。这批铜人流传至今，仅存这一座。

北京中医药大学博物还收藏有一具蒙医铜人。这具铜人叫"太喇嘛铜人"，原来存放在北京雍和宫，二十世纪五十年代时被赠送给内蒙古博物馆，后收藏于内蒙古医科大学蒙医药博物馆。北京中医药大

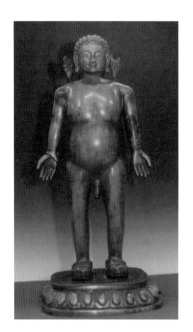

蒙医"太喇嘛铜人"（复制品）
北京中医药大学中医药博物馆藏

学博物馆所藏"太喇嘛铜人"为原物复制品。"太喇嘛铜人"体态丰韵、面目慈祥，整体为佛像造型。铜人的头、躯干、下肢通过铆合焊接连成一体，双上肢可以做举放活动。肩上有祥云装饰2个，手镯2个。铜人底部为莲花台座，鞋为紫铜皮焊接而成，两足与鞋可以脱离。铜人总重量为21千克，身高61厘米，莲花底座高7厘米。"太喇嘛铜人"没有标记经脉，只有针灸孔穴，但均未标记穴位名称。铜人全身共孔穴611个。除发际、掌、跖部无穴外，其他部位均有孔穴分布，每个孔穴均为直径0.2～0.3毫米的圆形凹陷，穴位以脊柱为正中线，呈左、右侧对称排列，共257对穴位，单穴97个。其中62个单穴位于正中线上，35个单穴没有标出其左、右侧对称的穴位。按照穴位对称推理，"太喇嘛铜人"应该共有292对穴位，646个孔穴，354个穴名。"太喇嘛铜人"的穴位不仅标明了针刺穴位、艾灸穴位，还标明了放血穴位，体现了蒙医特色。

总体来说，中国的针灸铜人对于针灸学的教学与普及都起到了重要作用，同时也具有一定文化价值和艺术价值。

9. "拨"得云开见月明

中医眼科的历史源远流长，早在《晋书》中便有"初，帝目有瘤疾，使医割之"的记载。这里说的是魏国大将军司马懿的长子司马师，他自幼便患有"目瘤"，后来成功被医生割除，说明在东汉末年，我国已经有目瘤摘除的手术存在。隋唐时期，医学日益专科化发展，唐代太医署专门开设了耳目口齿专科，眼科独立发展，有了更大的空间。唐代著名医学典籍，如《备急千金要方》《外台秘要》等，均专门记载了比较详细的眼病治疗方法，其中就包括"金针拨障术"治疗白内障。

"金针拨障术"源于古印度，大约在南北朝时期随佛教一起传入我国。北魏时期的佛经中已有使用金针治疗白内障手术的记载。据说，唐代诗人白居易就患有眼病，他曾作诗："案上谩铺龙树论，盒中虚撚决明丸。人间方药应无益，争得金篦试刮看。""篦"是蓖麻，在字书里有钗篦、刷等意思，在这里不是梳头的篦子，而是条状物，用于刮去眼中的内障。篦有刮刷之义，是最适合用于清理障翳的器具，所以"金针"实为"金篦"。此诗也证明了唐代民间已经存在治疗白内障比较成熟的手术技术。诗中提到的《龙树论》是一本源自古印度的眼科译著，书中的内容后来被《秘传眼科龙木论》转载，该书介绍了当时眼科常见 72 个病症，还记载了镰洗、钩割、熨烙、火针、烧灸等不同的眼科手术方法。

　　在治疗眼科疾病的过程中，点眼、洗眼、热敷等是重要的辅助治疗手段。眼科外洗法最早出现于战国晚期，在《墨子·备穴》中记载了用"酒"清洗眼睛，以缓解眼睛被浓烟熏后的疼痛感。之后洗眼所用的药物逐渐丰富，常用的有秦皮、黄柏、决明子、黄连、黄芩等，用于治疗目痛、目涩、障翳、倒睫、流泪等。唐代王焘在《外台秘要》

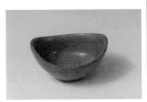

晋代　洗眼器（复制品）
北京中医药大学中医药博物馆藏

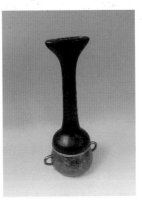

清代　熏眼器（复制品）
北京中医药大学中医药博物馆藏

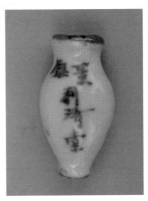

清代　"八宝光明眼药"药瓶
北京中医药大学中医药博物馆藏

中记载的眼科相关内容，几乎每篇都有熏洗方法，甚至提出将洗眼作为眼日常保健的一种手段。1963 年，侯宝璋先生向首都博物馆捐献了一个魏晋南北朝时期的瓷质洗眼杯，洗眼杯的外形与眼眶的边界相吻合，可用于清洗眼睛，用煮好的药液清洗或治疗眼部炎症或其他眼部疾病。清代太医院中也保存有一个精致的熏眼器，它由白银熏锅和红木熏筒组成。熏锅高 8 厘米，口径 6.5 厘米，腹径 9.5 厘米，熏筒高 24 厘米，下部是一个凹形半圆，恰好与熏锅口相互吻合。使用时，先将加工好的药液趁热倒入银药罐中，再接上木导管，患者将病眼接近导管上口，用药液的蒸气熏治眼疾。

10. 还你一双慧眼

　　眼镜，一种用于改善近视的用具，一般认为是在 13 世纪传入中国。在眼镜没有传入中国之前，古人是否也有"近视"的问题？他们如何认识"近视"？有没有解决近视的方法呢？

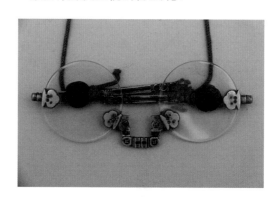

民国　眼镜　北京中医药大学中医药博物馆藏

　　古人也会有近视的烦恼。清代程世爵写的笑话书《笑林广记》中就有不少关于近视眼的笑话。比如《虾酱》一篇记载："一乡人挑粪经过，近视唤曰：'拿虾酱来！'乡人不知，急挑而走。近视赶上，将手握粪一把，于鼻上闻之，乃骂道：'臭已臭了，什么奇货，还要这等行情。'"这则笑话取笑近视眼看不清乡人挑的大粪，以为是臭了的虾酱，还斥责乡人自以为是，把臭虾酱当作稀奇货物。古代民间还有一些关于近视眼的打油诗，如明代打油诗："笑君双眼太稀奇，子立身旁问谁是？日透窗棂拿弹子，月移花影拾柴枝。因看画壁磨伤鼻，为锁书箱夹着眉。更有一般堪笑处，吹灯烧破嘴唇皮。"这首打油诗栩栩如生地描绘了近视眼在生活中的诸多不便。

文人儒者日常苦读，是近视患病率最高的群体。据《清史稿·戴敦元传》记载："敦元博闻强识，目近视，观书与面相磨，过辄不忘。"形象地描述了戴敦元近视但又刻苦研读的状态，惟妙惟肖。其实，历史上读书近视的文人儒者不乏其人。如唐代文学家韩愈在《祭十二郎文》中，说他自己"年未四十，而视茫茫"，其中"视茫茫"多半是近视所致。南宋文集《石林燕话》中曾记载，大文豪欧阳修也是一个高度近视患者，他"读书甚艰，惟使人读而听之"。欧阳修通过让人帮他读书的形式，解决视物不清的问题。

从古代文献的记载来看，古籍中很早便有对近视的描述。《史记》中最早出现"视如望羊"的描述，形容看远处时视物不清，感觉前方白茫茫一片。隋代《诸病源候论》中有"目不能远视"的记载。明代傅仁宇在《审视瑶函》中提出"能近怯远证"的说法，清代黄庭镜在《目经大成》中开始称此病为"近视"。

眼镜的出现，挽救了众多近视患者，眼镜到底是何时出现在中国并普及的呢？

明朝郎英所著笔记《七修续稿》中最早出现"眼镜"一词，他写道："少闻贵人有眼镜。"说明在他小时候就听说过"眼镜"这个词。中国国家博物馆收藏有明代永历年间仇英绘制的《南都繁会景物图卷》，此画真实地反映了明朝旧都南京的市井情形，有"南京本土的《清明上河图》"之称。画中"兑换金珠"摊位旁边的凳子上就坐着一位戴着眼镜的老者，在"杂耍把戏"的演员队伍中，也有一个戴眼镜的人。郎英生于1487年，仇英约生于1498年，由此可见，十六世纪初期，中国民间已有眼镜存在。

明末清初，叶梦珠在《阅世编》中的第七卷"食货"篇中详细记载了当时眼镜的使用情况和价格，书中说："眼镜，余幼时偶见高年

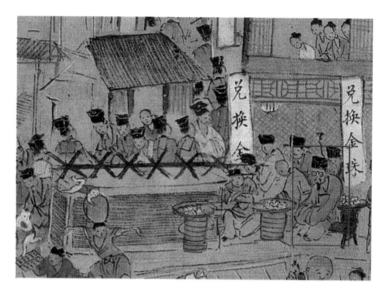

明代　仇英绘　《南都繁会景物图卷》（局部）

者用之，亦不知其价，后闻制自西洋者最佳，每副值银四五两，以玻璃为质，象皮为干，非大有力者不能致也。顺治以后，其价渐贱，每副值银不过五六钱。近来苏、杭人多制造之，遍地贩卖，人人可得，每副值银最贵者不过七八分，甚至四五分，直有二三分一副者，皆堪明目，一般用也。唯西洋有一种质厚于皮，能使近视者秋毫皆晰，每副尚值银价二两，若远视而年高者带之则反不明，市间尚未有贩卖者，恐再更几年，此地巧工亦多能制，价亦日贱耳。"通过上述描写，我们可以非常清晰地了解到，最初的眼镜来自西洋，由于造价高，很稀缺，随着苏杭等地逐渐出现仿制品，可以自行生产后，眼镜的价格逐渐降低，越来越普及，包括西洋进口的近视镜，清代初期也出现了本土生产的产品，开始逐渐普及。这说明，明末清初中国已有自己制造眼镜的行业。据记载，两广总督曾经给康熙皇帝进贡了一副水晶眼镜，康熙又赐给雍正。雍正经常佩戴眼镜，清廷造办处就曾多次给他制作过眼镜，大概有三十多副。

　　鸦片战争后，西方机械化生产工具传入我国，西洋机器研磨制镜和验目配镜等方法也被带入中国，西式制配眼镜进入中国市场，结束了手工制作镜片的时代，为近视患者带来了更多福音。

11. 解开脉诊的秘密

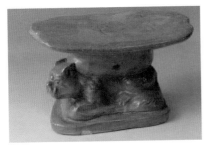 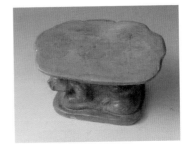

唐代　宁波出土脉枕（复制品）　北京中医药大学中医药博物馆藏

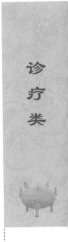
　　宁波博物馆收藏了一个 1975 年出土于浙江宁波和义路的瓷枕。这个精致小巧的瓷枕通高 9 厘米，长 14 厘米，宽 9.5 厘米。瓷枕上部是不规则的椭圆形枕面，枕面上有褐釉绞胎灵芝纹，下部是卧虎形的伏兽底座，瓷枕通体施青釉，晶莹润泽。

　　这个瓷枕是古人睡觉用的枕头吗？如果是枕头，那它似乎太过小巧了。我国曾经出土过一些不同材质、各种各样的瓷枕，概括起来其主要有三种用途。

　　一为寝具。"枕，卧所荐首者。"这是东汉许慎在《说文解字》中最早对枕给出的解释，它是一个寝具，也就是睡觉时用来放在头下的枕头。枕头作为寝具，它的主要作用是支撑颈部与头部。如果不用枕头，或者枕头不合适，即使躺在床上休息也无法睡得安稳，睡醒后不能完全从疲劳中恢复过来。为了追求舒适感，古代瓷枕的尺寸也在不断调整变化。中国的瓷枕最早出现在隋唐时期，其中隋代的瓷枕最小，隋代张盛墓中出土的一件瓷枕，长、宽、高都不足 5 厘米。唐代瓷枕的长度约 15 厘米，到了五代时期，瓷枕长度约 20 厘米。宋金时期的瓷枕长度为 30 厘米左右，元代的瓷枕最长，有 40 厘米左右。瓷枕的大小、样式和枕面弧度随着时间的推移越来越符合人体生理曲度的需要。但是仍然有一些体积较小的瓷枕，似乎并不适合枕睡，可能是供人小憩时用来支撑肘部及身体，外出远行时也方便携带使用。

二为明器。有一些学者认为，一部分出土的个头较小的瓷枕，制作十分精美，属于陪葬用的明器。古人好用成套的生活用品陪葬，既包括仓、灶、井、车、院落、楼阁、家禽等大物件，也有寝具、餐具、妆奁等小型生活用品，因此许多随葬品是这些模型式的象征性的明器。然而，无论哪种瓷枕，枕的中部或者下部都会有开孔的地方，小孔有圆有方。这种小孔被认为是排气孔，因为瓷枕是一个相对封闭的空间，在烧制的过程中容易发生胀裂，所以要在瓷枕上留个小孔防止烧造过程中瓷枕胀裂。

三为诊具。脉诊是传统中医的特色诊断方法之一，有一类小型瓷枕就是诊脉时垫在手腕下的"小枕头"，用来支撑手腕，使手腕自然伸展，处于一种平和放松的状态，充分暴露位于手腕部的桡动脉，是中医诊脉时使用的一种医疗工具。关于中医诊脉时切脉的部位，汉代以前有遍身诊和三部诊，后来演变为独取寸口。《史记》中记载"起死回生"的故事，扁鹊路过虢国时救治虢国太子的"尸厥"暴

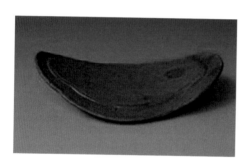

清代　脉枕
北京中医药大学中医药博物馆藏

亡，在诊断时就切按了虢国太子的"两股"，也就是大腿根部的脉搏，这是当时遍身诊法的体现。遍身诊就是切按全身可以触摸到的动脉，后来逐渐简化为只切按腕部的寸口脉法。所以《史记》中有"至今天下言脉者，由扁鹊也"的记载，认为扁鹊是中医脉诊的"祖师爷"。

两汉以后，医家诊脉都是独取寸口。随着独取寸口的规范和流行，脉枕这种垫在患者手腕部的器物便逐渐衍生出来。除了瓷脉枕，还有铜脉枕、漆脉枕、木脉枕等，民间使用最广泛的就是用布料制作的脉枕。

古代医疗器具上常常有装饰纹样，具有丰富的文化内涵。医疗用的脉枕，其纹样大多以"延年益寿""福寿安康""长命百岁""驱除病邪"等为题材，与医疗、养生的精神相契合，常见的纹饰包括药

用植物纹饰、鸟兽辟邪纹饰、婴孩纹饰等，表达了古人对健康长寿、多子多福的追求。

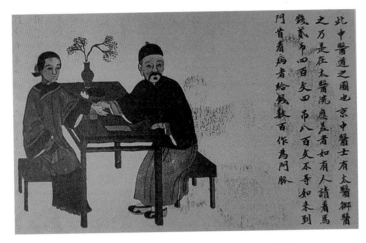

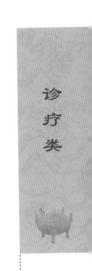

清代　《北京民间生活彩图》书影"脉诊图"

12. 舒筋通络的技巧

　　按摩和推拿都是中医外治疗法，是用手在人体上以经络穴位理论为指导进行手法治疗，以调节人体的生理、病理状况，达到疏通经络、推行气血、扶伤止痛的疗效。从历史源流来看，按摩与推拿先后出现，却有异曲同工之妙。

　　"按摩"一词早在《黄帝内经》中就已经出现了。《素问·血气形志篇》中说："形数惊恐，经络不通，病生于不仁，治之以按摩醪药。"对此，唐代王冰给出解释："按谓抑按皮肉，𫏋谓捷举手足。"明代吴昆认为"按"就是直接用手去按。《史记·扁鹊仓公列传》中记载扁鹊治疗虢国太子的"起死回生"案中，扁鹊在抢救虢国太子时，使用了热熨和按摩的方法配合针刺治疗。汉代的《汉书·艺文志》中记载，当时有一本书叫作《黄帝岐伯按摩》，共十卷，这本书被公认为我国最早的按摩专著。由此可以看出，早在医学发展的萌芽时期，按摩就已经作为一种医疗手法，用于舒筋活血、缓解疼痛，是古人用以强身除病的一种养生保健方法，也是中医独特的外治方法之一。

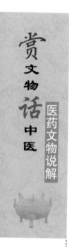

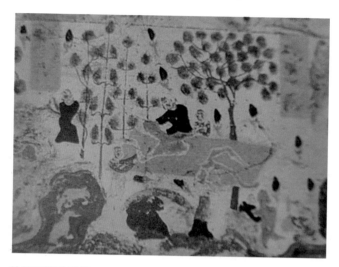

隋朝　敦煌莫高窟壁画　正骨图（仿绘）　北京中医药大学中医药博物馆藏

　　自晋代开始，按摩术作为重要的外治方法之一，得到了迅速发展，达到了中国古代按摩史上的第一个高峰时期。随着道教的兴起，以葛洪、陶弘景为代表的道家医者，在各自的养生、医疗著作中都对按摩术进行了诸多记载，各种养生按摩法迅速发展起来。如葛洪在《肘后救卒方》中记载了"膏摩"的方法，提出用药膏配合手法治疗，扩大了按摩术的应用范围。隋唐时期，在政府的医学分科中，单独设立"按摩科"，成为与医科并列的四大科之一，还进一步把按摩从业者详细分为按摩博士、按摩师和按摩生三个等级，有组织地开展按摩教学工作。上行下效，隋唐时期从太医到庶民都热衷于按摩术，普遍用按摩方法来防治疾病。然而，到了宋代，由于封建礼法的限制，按摩术的热度骤减。宋代太医局还取消了存在近四百年的按摩科，按摩术失去政府的支持后，仅在民间发展。明代初期，按摩术曾经再次被列为太医院的十三科之一，但在 1571 年明朝的医政改革中，按摩科又一次被取消。然而由于按摩术疗效显著，在民间依然非常流行。

　　明清之际，还出现了用来按摩的按摩器。故宫博物院中收藏了各种材质和样式的按摩器。其中一个红木制作的按摩器，一侧是长手柄，一侧是直径约 4 厘米连在一起的三个转轮，手持长柄，可以用转轮在

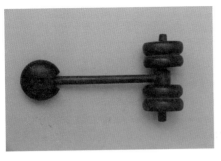
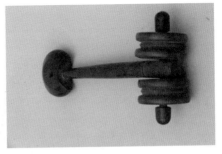

民国　按摩器　北京中医药大学中医药博物馆藏

体表滚动，用于自我按摩。北京中医药大学博物馆收藏的民间按摩器与宫廷的木质按摩器十分相似，都是由手柄、转轮、滚轴三部分组成，用于体表的按摩。因为样子很像古代的木轮车，因此又被称为"太平车"。清代《老老恒言》中对当时流行的按摩器有较为详细的介绍："骨节作酸，有按摩之具曰'太平车'。或玉石，或檀木，琢为珠，大径寸而匾，如算盘珠式；可五可六，钻小孔贯以铁条，折条两头合之，连以短柄，使手可执。酸痛处，令人执柄挼捺，珠动如车轮，故曰'太平车'。"太平车的记载最早出现在明成化年间道家罗真所著的《净发须知》（又名《按摩修养歌诀》）抄本中，书中指出，当时人们常用太平车治疗背部酸痛。明代荥阳清溪道人所著的《新编扫魅敦伦东度记》中写道："未冠的美貌小官，手里拿着一架太平车儿，走上楼来到本慧二人席前，便去与本定按摩修养。"可见太平车在民间已经很流行，是养生保健领域常用的器物。

　　明代张四维编撰的《医门秘旨》中最早提出"推拿"一词。由于孩童不受封建礼法的束缚，而且小儿推拿与成人相比，防治疾病的范围更加广泛，理论阐述也更为丰富，小儿成为明清时期按摩术治疗的主要对象。明代儿科著作中逐渐出现用"推拿"来替代"按摩"的做法，此后也涌现了一批小儿推拿专著，形成了独立体系的小儿推拿学。"推拿"一词逐渐取代"按摩"成了正式的学科名称。清代官办医疗体系中虽然没有设立"按摩科"，各种成人按摩术，包括养生按摩和膏摩等方法的应用范围也开始萎缩，但是按摩术却以正骨手法的形式在骨科著作中被保留下来，作为正骨手法的推拿按摩治疗得到进一步拓展。

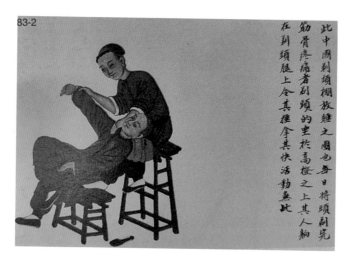

83-2

此中國剃頭棚放賬之圖也每日將頭剃完
筋骨疼痛者剃頭的在於高橙之上其人卻
在剃頭凳上令其捶拿其快活勤無比

清代 《北京民间生活彩图》书影 "医道图"

此后按摩和推拿这两个概念开始有了分歧。明代医家周于蕃曾提出："推则行之""拿则持之""按而留之""摩而去之"，作为外用治疗的手段，"按摩"与"推拿"因其作用部位、强度、术式、机体的差异及所产生的不同功效被进一步细化，此后"推"与"按"成为"一动一静"两个不同手法的名称。

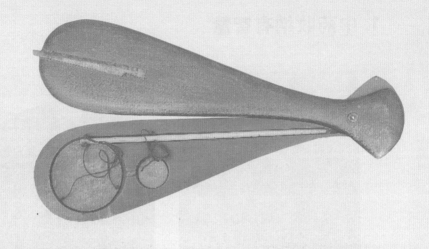

三、药器类

　　中药材主要来源于自然界中的植物、矿物、动物等，药材要制成丸、散、膏、丹及中药饮片，需要经过采集、加工、炮制、制剂等各种必要的环节。在这个过程中，古人发明并创制了各种相应的器物，有粉碎药材的药碾，切制药材的药刀，炮制及煎煮药物的各种药锅、药铲、汤罐、蒸甑等，以及盛放药物的各种药罐，喂药使用的药勺、汤碗等。这些器具对制备中药及服用汤剂，提供了基本的物质条件。

1. 中药收纳有智慧

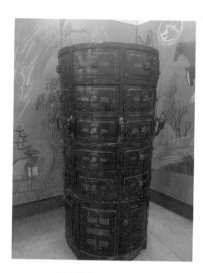
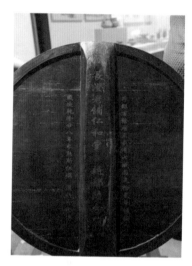

清乾隆年间　圆形药柜　北京中医药大学中医药博物馆藏

　　北京中医药大学博物馆医史馆的镇馆之宝是一套清代的木质圆形药柜。此清代圆药柜制作十分精美，柜体通高 170 厘米，直径 87 厘米，整体呈圆柱形，分上、下两部分，上半部分可以转动，中间有直径约 8 厘米的木质转轴。药柜的上半部分共有三角形药斗 35 个，每个药斗盛药四种，屉面贴纸质标签，写有药名，字体隽秀。抽屉上分别是金漆蟾蜍或双寿桃样式拉手。柜体上还有竹节把手用于转动药柜，把手头部为如意云头造型。下柜为圆形开门式柜体，一个双开柜门，两个单开柜门，柜门分别用金漆彩绘有神农、扁鹊、华佗、李时珍等人物图，绘图精美。整个药柜运用了传统的大漆工艺，先用金粉描绘，再上一遍漆，通体呈现古铜色。柜腿是弥勒腿造型，就像弥勒的耳垂，细节精致。药柜顶部有红色书写的"长澄老铺仁和堂，越都陆分号""岁次乾隆廿八年麦熟斯仁禑，造好自珍传"及"斥银百余历三载有七成圆走十二草馐橱"的说明。由此可见，此圆药柜于 1763 年完工，耗时三年零七个月。越都指浙江绍兴，仁和堂是当地老药铺，此柜在第六分号中使用。圆形药柜空间设计巧妙，而且能够转动，既节省空间又便于调配，精致实用，是现存古代药柜中的精品。

圆形药柜造型简洁却不单调，雅致中散发着文化气息，蕴藏着中华文化内敛含蓄的气质。抽屉上的寿桃、蟾蜍样式拉手各有其寓意。古代神话中，寿桃传说起源于西王母。据《汉武帝内传》记载，七月七日，西王母赐给汉武帝四颗仙桃，汉武帝吃完后收了桃核。西王母问汉武帝为何要拿走桃核，汉武帝说要带回去种。西王母告诉他，

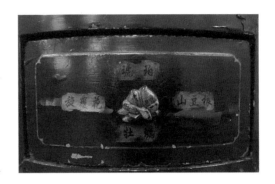

药 器 类

清乾隆年间　圆形药柜
北京中医药大学中医药博物馆藏

此桃"三千年开花，三千年结果"，于是汉武帝便放弃了。此后民间便有了桃子"千秋长寿"的隐喻。蟾蜍虽然长得丑陋，但在古代文化中，它们可不是丑恶的象征，相反，蟾蜍是古人的生殖崇拜对象。就像鸟和鱼一样，它们因为旺盛的繁殖力而受到青睐，被认为是多子多福的象征。

药柜，又称为"百眼柜"，上面的抽屉被称为"药斗子"。一般来说，每一斗内被平均分为三格，因为现在的药斗通常可容纳饮片的重量是一市斤，所以又被称为"斤斗"。如何把上千种中药材放进"药斗"中，并能快速找到呢？秘诀就是"斗谱"。"斗谱"是将中药饮片排列放置在药橱抽屉里的方法，是每个药铺的抓药法宝。

古代药铺的药材不能随意放置，要遵循"前匣后斗上装瓶"的原则。通常质地较轻、用量较大的药物装进匣柜里，处方里常用的药物装在斗柜里，种子、散剂等细小的药物放在瓶子里，摆放在药柜上。别看药斗子不大，里面存放药物的种类可是非常繁杂的，尤其有的药物有一定毒性，有的药物形状、名称相近，容易混淆，因此，药物的摆放位置需要仔细设置。这里面蕴藏着古人的经验与智慧。总体来说，药斗的摆放本着"抬手取，低头拿，半步可观全药匣"的原则，以方便

取用为主。同时，考虑到承重的问题，还要遵循"上轻、中实、下沉"的规律，把质地重的药材放在下面的药斗中，容易造成污染的药物也要放在斗架的低层。一般还会把功效相近的药物组合在一起，以方便搭配寻找。不同地区的药铺，都会因地制宜，根据自身的经验总结出一套药物摆放的"斗谱"。斗谱的书写也有要求，一般斗面上方横写的是第一斗的中药名，右侧竖写的是中斗的中药名称，左侧竖写的是里面第三斗的中药名称。

"百眼柜"就像一面布满"眼睛"的旗帜，在千年的历史中默默守护着人类的健康。

2. 潜精积思铸就精准

《红楼梦》第八十四回写道，王熙凤给巧姐儿配药，好不容易从王夫人那弄到一点儿红纸包着的牛黄，便叫平儿亲自搭配了珍珠、冰片、朱砂等药材，用戥子把药材的分量对准分好，再搀到其他药里面熬了。因为这几味药比较贵，且用量很小，需要单独称重再放入药材中，这就需要使用更加精准的衡器——戥子。

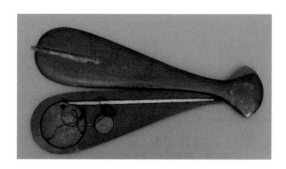

清代　药戥子　北京中医药大学中医药博物馆藏

戥子是药行常用的传统衡器之一，原来叫作"等子"，又俗称为"戥秤"，是古代一种精密的小型杆秤，一般用来称量比较贵重的香料、金银、药材等物品。据记载，戥子的发明者是北宋时期在内藏库工作的刘承珪，他本是一个管理国库收支的官员，工作中经常需要称重金银，当时宋代的木杆枰只能精确到"钱"，而库藏中的贵重金银需要更精准的称量标准，因此刘承珪潜心研制，发明了可以精确到"厘"的"戥秤"。当时1钱大致是5克，而1厘相当于今天的0.03克左右，大大推进了称重的精确度。后来，这种秤被用于称量中医药材。到了明代，戥子已经十分普遍，还流传到了日本，日本人称其为"唐秤"。

戥子虽然比较小巧，但选材和制作却也是十分考究的。戥子主要由戥杆、戥盘、戥星、戥砣组成。一般戥杆常用的材质为骨质、木质、铜质，也出现过象牙质的戥杆。骨质戥杆最常用的是骆驼的腿骨，因为骆驼腿骨中，有一根又直又长的骨头，且骨质均匀，最适合用来制作戥杆。除此之外，还有用牛、马等大牲畜的腿骨作为制作材料的。木质戥杆用材比较广泛，既有普通硬杂木、竹子，也有用乌木、紫檀、黄花梨等上好木料的，因为秤杆是杆秤的核心部件，需要使用质地相对坚硬的木料才能经久耐用。戥盘用来盛放被秤的物体，民间多见有铜质、铁质的，薄厚不等，也曾经发现过使用陶瓷做戥盘的情况。戥盘的盘边被均匀地分成三个点，每个点或用铆钉，或打个洞，用来系绳与戥杆连接。戥星就是秤杆上的刻度，又叫秤星、秤花，一个小圆点就是一个基本单位。古人曾经用一星代表一钱，因此人们在称少量物品时，会用"星"做单位，如两星、数星等。戥杆上起点部位的"星"就是我们常说的"定盘星"，相当于杆秤的零刻度。由于不同戥子的量程是不同的，戥杆上的戥星也是变化不一的，所以一般戥子上都有行业内固定常用的戥星符号，会用戥子的人一看就明白了。戥星一般有两种制作方法，一种是在骨质戥杆上钻出小孔，再把特制的染料涂进去，用颜色来区分。还有一种是在小孔内嵌入细铜丝，再反复打磨，使铜丝与戥杆表面齐平，这种戥星经久耐用。戥砣

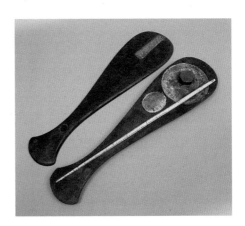

清代　药戥子
北京中医药大学中医药博物馆藏

一般是由黄铜或白铜铸造的，形状多样，常见圆饼状、圆柱状等。

　　在使用戥子时，还要根据称量的范围，选择不同的提钮。一般戥杆上会钻有二至三个钮孔，每个钮孔各系一条可提起整个戥子的钮绳，这就是提钮。目前所见民国时期的戥子一般有两根提钮，称量的范围分别为1厘至1钱，1分至1两。药行所用的戥子，其秤量的最大刻度单位一般是两，最小则到分或厘，有的戥子备有不同的戥砣，能扩大秤量范围。由于戥子本身属于微型衡器，在使用时必须擦拭干净。为了保障精确性，制作戥子的手艺人还会在秤杆上打蜡，或者涂抹生漆，也有用中药五味子熬汤涂抹在秤杆上的，这些方法都是为了加强秤杆的稳定性。

　　为了更好地维护和使用戥子，古人还为戥子设计了"包装盒"。一般戥子都会配一个木质的外盒。木盒由两块木料相扣制成，里面根据戥子各部件的尺寸与曲度设计出凹陷的空间，将戥子的各部件完美地固定。两片木料一边用轴来连接，一边设置有一个小机关用于开启戥盒，便于取出与存放。一般戥子的包装盒类似琵琶的形状，盒面还常常雕刻有精美的图案，简约大方，结实耐用。木盒不仅可以避免精致纤细的戥子遭到损坏，同时也增加了戥子的便携性。

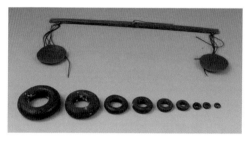

战国　天平砝码（复制品）
北京中医药大学中医药博物馆藏

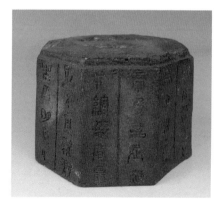

秦代　权（复制品）
北京中医药大学中医药博物馆藏

　　我们在生活中常常用"权衡利弊"来比较哪一个有利哪一个有害。其实"权衡"最初指的是天平，"权"就是称砣，"衡"就是称杆，"权衡"就是比较与衡量。我们都知道，秦始皇统一了度量衡，其中"衡"

就是称重器具。1973年，我国崗山出土了一件秦代的铁权。现已证实，这是秦代官府批准的具有法律意义的标准砝码，是秦始皇统一度量衡时统一铸造的称重工具。在我国古代的传统衡器中，最早出现的就是类似等臂天平的量器，药行中也一直只用这种类似等臂天平的量器来称量药品。

古代等臂天平主要由环形权和木制或铜制的衡组成，整体呈对称结构。环权一般由九枚制作精细的圆环组成，类似现代的一整套砝码。每一枚环权的自重，一般都是政府颁布的标准重量单位的整数，每件环权之间有明显的倍数关系，环权整体重量呈阶梯样递进规律。在使用时，把需要称重的药品与环权分别放在两边的秤盘里，如果两端秤盘里的物品重量不相等，秤杆就会向较重的一侧倾斜。此时通过调换砝码，或者增减称的物品，使衡杆保持到水平状态，这时就说明砝码的重量与被测物体的重量是一致的，也就是说，天平两端的物体等量了。

中医药属于经验医学，早期人们对药材的使用比较粗略，常常可以见到"大如指""青蒿一握""面糊为丸，粟米大"等估量的方式，常常用撮、束、把、片、枚等手抓眼看方式为主的简单计量方法。一直到东汉张仲景所著《伤寒杂病论》中，才出现了尺、寸、升、斗、铢、两等逐渐规范化的药物计量方法。

此外，在历代医药文献中，还能见到其他特殊的计量方法，如方寸匕、刀圭、钱匕、一字、一铢等。对此，唐代孙思邈在《备急千金要方·医学诸论》中有详细的解释："凡散药，有云刀圭者，十分方寸匕之一，准如梧桐子大也。方寸匕者，作匕正方一寸，抄散，取不落为度。钱匕者，以大钱上全抄之。若云半钱匕者，则是一钱抄取一边尔，并用五铢钱也。钱五匕者，今五铢钱边'五'字者以抄之，亦令不落为度。"据此，说明方寸匕是依照当时的长度单位"寸"制造的一寸见方的量器，

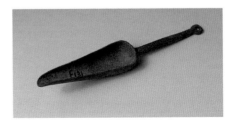

明代　铜药勺（复制品）
北京中医药大学中医药博物馆藏

因为它的形状就像刀匕，大小正好是古代的一寸正方，所以被称为方寸匕，是古代量取药末的器具。据专家推算，一方寸匕的容量大致相当于现在的2.7毫升，盛金石药末约为2克，草木药末为1克左右。刀圭是一种形状像刀头的圭角，头尖中凹陷。一刀圭约是一方寸匕的十分之一，也是古代量取药末的小型量具。钱匕，这里的"钱"特指汉代五铢钱，用五铢钱作为工具抄取药末，以不落下为度，一抄即为一钱匕。一钱匕比一方寸匕稍小一些，约是一方寸匕的十分之六七。半钱匕则是一钱匕的二分之一。因为五铢钱是圆形方孔的形状，中间是方孔，孔的两侧各刻有"五"和"铢"的字样，如果抄取的药末以盖满五铢钱边的五字为度，此时叫作钱五匕。据专家推算，一钱匕大致相当于2克，半钱匕就是1克，钱五匕约为0.6克。北宋医家钱乙在《小儿药证直诀》中常用"字"作为药物的计量单位，如："草龙胆、防风、青黛各三钱，钩藤二钱，黄连五钱，牛黄、麝香、龙脑各一字（匕）。""一字"量又是多少呢？汉代五铢钱上只有两个字，而汉以后的铜钱上一般都有四个字，人们用铜钱抄药末时，将药末盖满四个字中的一字，此时药量就是"一字"，大约相当于现代的0.4克。

3. 千姿百态的药罐

传统中药材品种繁多，而且性状相差悬殊，古代医家根据不同药物的性质和临证的需求，将中药制成各种不同的剂型，使药物发挥最佳的疗效。传统的中药剂型有丸、散、膏、丹、汤、酒、胶，以及后来的药露等。不同剂型的药材，根据自身的特点需要储存在不同的器物中。古代盛药贮药器具各式各样，常见的材质有陶瓷、金属、木质、玻璃、纸质等，器型多样，大小不一，既有大气实用的药缸、药坛、药罐，也有小巧精致的药瓶和药盒。

最早盛放药物的器具是借用饮食器具来使用的，陶瓷是古代日常生活中最常用的器具，因此陶瓷材质的药器占了很大的比例，尤其明清以后制瓷技术显著提高，瓷器得到大面积普及；目前传世的盛贮药物的器具绝大部分都是瓷器。由于药物的贮存需要良好的密封环境，以达到防潮、防腐、防虫的条件，相对于其他材质的器物，陶瓷不仅具有高度的稳定性，还有耐高温、密封严等优点。陶瓷的表面大部分有釉面，可以经常用水冲刷，清洁后继续使用，即使更换药物，也可以避免药味相互影响，经久耐用。

中华传统器物的制作，一般从实用性出发，同时融合中国传统文化的精髓。早期民间大多借用食具兼做贮药器，器

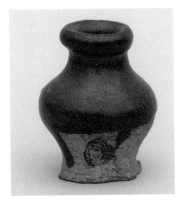

金元时期　药瓶
北京中医药大学中医药博物馆藏

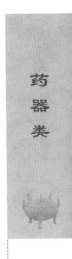

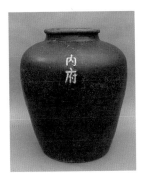

明代　内府药坛
北京中医药大学中医药博物馆藏

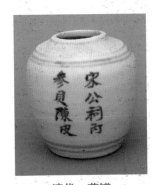

清代　药罐
北京中医药大学中医药博物馆藏

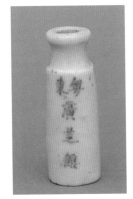

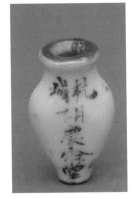

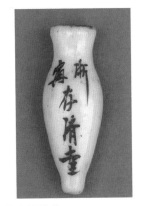

清代　老字号药瓶　北京中医药大学中医药博物馆藏

物的个头较大，如缸、坛、罐，既可以存放酒类，可以装谷物，也可以装药材、药酒、药膏等，往往一器多用。随着药材行业的发展，尤其药物有特殊的气味，或者有一些药物有一定的毒性，需要用专门的器物分门别类来贮藏，逐渐出现药物的专属容器。随着药材加工的发展，以及中药剂型的丰富和细化，逐渐出现更为精致和不同大小的容器。明清时期，小型陶瓷药瓶逐渐增多，一般药瓶口径也比较小，瓶体一手可握，用于盛放散剂、水丸、丹剂或少量液体。明代中期以后，民间药铺逐渐发展，形成不同的药行商号，为了达到宣传效果，许多药铺纷纷定制本药铺的专属药瓶和药坛，在药器的釉彩上书写药店名、药物名等内容，成为明清陶瓷药器的一大特色。

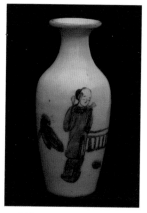

清代　粉彩人物小药瓶
北京中医药大学中医药博物馆藏

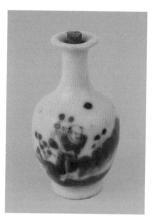

清代　人物小药瓶
北京中医药大学中医药博物馆藏

　　瓷器作为中国历史上人文思想与情感表达的重要媒介，在美学上也有自身的特点。很多陶瓷药具的纹饰不仅体现了中国古代文化的印记，也表达了对健康长寿和美好生活的向往与祈愿。尤其，明清以后流行五彩瓷器，药器上常见的装饰纹样有诗词、八卦、百寿、八仙、龙凤、动物、山水、人物等。据《考工记》记载："天有时，地有气，材有美，工有巧。合此四者，然后可以为良。材美工巧，然而不良，则不时，不得地气也。"古人设计制作器物时，也会遵循自然规则，将造物与自然作为一个整体，顺应天时地利的同时与器物本身的用途相结合。

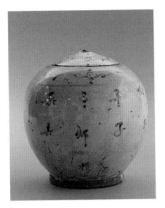

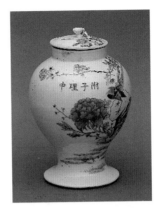

清代 "松下问童子"药罐
北京中医药大学中医药博物馆藏

清代 "附子理中丸"药罐
北京中医药大学中医药博物馆藏

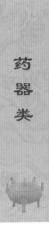
中医学在不同的发展阶段融入了不同的哲学思想，其中阴阳五行学说是中医学思想中的主要构架，《周易·系辞传》中说："易有太极，是生两仪，两仪生四象，四象生八卦，八卦定吉凶，吉凶生大业。"八卦是古人划分归类万物的重要规律，在中医学中也得到了广泛应用，因此八卦图经常出现在药器上。"天人合一"也是中医学的核心思想之一，中医理论中遵循因地制宜、因时制宜等原则，十二时辰药瓶的设计就是遵循古代时间医学的思维，将"因时用药"的理念体现在药具的设计中。花草树木、山河湖泊、龙章凤姿，都是自然界中美好的象征，许多陶瓷药具用这些元素来装饰，不仅表达了人与自然的和谐，也蕴藏着对自然界旺盛的生命力的向往，体现了"天人合一"思想下的生活观和养生观。陶瓷药具装饰元素中，最常见的就是寿桃、石榴等，以寓意健康长寿、多子多福。还有以人物纹饰为主的药瓶，有婴戏图、仕女图、历史名人图等。

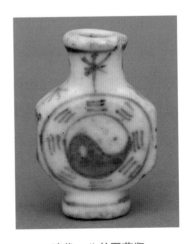

清代 八卦图药瓶
北京中医药大学中医药博物馆藏

63

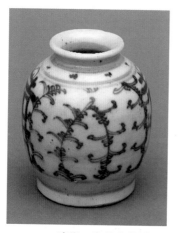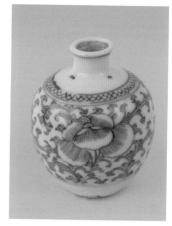

清代　青花瓷药罐　北京中医药大学中医药博物馆藏

　　中国的汉字最初就是一种象形文字，经过几千年的发展，汉字的书写逐渐由图形变为笔画，但其所包含的深刻含义使文字本身具有很强的文学性和装饰性，营造出特殊韵味的意境之美。文字装饰的陶瓷药具最早出现在唐代长沙窑的器物上，明清以后，诗配画形式的装饰大量出现，在陶瓷药具中，"囍""寿"二字出现最多，表达了人们对美好事物的期盼，对健康长寿的追求和祝福。"囍"字罐经常配以缠枝底纹，构成双喜缠枝的纹样，以表吉祥喜庆。"寿"字纹的样式很多，甚至有用不同"寿"字直接布满器物全身构成百寿纹的样式。

4. 杵臼里的千锤百炼

　　中药在制成不同剂型前，根据药物本身的特点，需要进行粉碎加工。早在西汉早期的《五十二病方》中就记载了两种粉碎加工的方法：一是将一种药物研末入药，或将多种药物共同研末入药；二是先将药物加工成炭，再研成粉末使用。作为最古老的传统剂型之一，"散剂"在临床应用已有千年的历史。

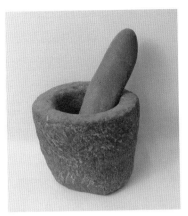

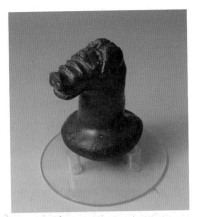

年代不详　石药杵臼
北京中医药大学中医药博物馆藏

唐代　马头形杵
北京中医药大学中医药博物馆藏

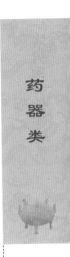

　　古人在粉碎药材的过程中，最常用的工具就是药杵、药臼、药碾子和筛子。一般先碾碎，再过筛，反反复复，从而达到粉碎需要的细度。这些古老的粉碎工具都是在农业加工器具的基础上演化而来的，经过不断改进，是古代先民智慧的结晶。

　　"杵"和"臼"是一对配套使用的研磨器具，早在《周易·系辞传》中就有"断木为杵，掘地为臼"的说法。杵臼是我国最古老的粮食加工器具，属于击打式农业器具。《说文解字》中解释道："臼，舂臼也，古者掘地为臼。""捣粟也，其器曰杵。"杵臼肇始于原始社会晚期。

从黄帝、尧、舜时起，先民们便已懂得用臼和杵来舂米和粉碎谷物。随着食物品种的丰富，人们制作出体积更为精巧的杵臼，用来加工花椒、大蒜、胡椒等调味料，并逐渐应用于药材的加工。

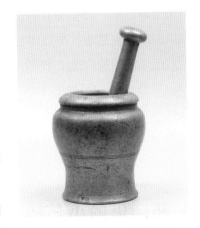

清代　西鹤年堂铜药杵药臼
北京中医药大学中医药博物馆藏

　　药臼和药杵是最原始的药材粉碎工具。东汉张仲景在《伤寒杂病论》中记载乌梅丸的制法时就曾提到："纳臼中，与蜜杵两千下。"书中还有诸多将药物"杵为散"的记载。这说明

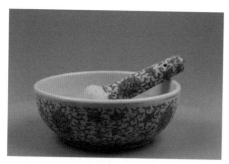

清代　青花瓷药杵臼
北京中医药大学中医药博物馆藏

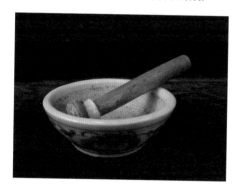

清代　青花瓷药杵臼
北京中医药大学中医药博物馆藏

两汉时期，臼和杵就已被广泛用来加工药物，使药物成为粉末状或糊状。目前所见最早的药臼是新石器时期的石质药臼，呈不规则的扁圆形，带有天然石杵一件。汉代以后又出现铁质和铜质的药臼和药杵，此后还有瓷质药臼等。不同材质的药杵和药臼，被用于不同特质的药物加工中。孙思邈在《千金要方》中记载，"茯苓粉……以铁臼捣叁万杵""猪肚、黄连……接热木臼中捣，可丸"；有些药物对臼的材料有特殊要求，如"地黄一百斤……于柏木臼中熟捣"。孙思邈将杵称为槌，槌也分为几种不同的材质。米在作为药物研磨使用时，需要用木质槌；而玉槌用于"钟乳等诸石，以玉槌水研"；还有一种碪槌，碪就是捣衣石，是古代用于捶打清洗衣物的一种坚硬石材，用来制成药杵，能将药物研磨加工的更碎，如"石斛入丸散者，先以碪槌极打令碎"。

　　一直到隋唐时期，杵臼都是用于粉碎研磨药材的主要工具。宋代以后，由于加工药材的量更大，药碾被广泛应用，更加省时省力。药杵和药臼则逐渐应用于加工体积较小的药材，如果实类、矿物类、甲壳类中药，以及一些坚硬的根块类中药。

5. 药店里的小药船

　　药碾，也称药船、碾槽，是古人碾磨粉碎药物的主要工具之一。

碾子原本是中国古代一种古老的石器，也是农业社会及其文明发展的产物。古人用加工好的石板和石磙反复对压摩擦，把谷物进行粉碎加工，与石磨有相似的功能。据东汉经学家服虔在《通俗文》中记载："石锅辗谷曰碾。"说明东汉时已有使用碾加工谷物的情况。古代还有一种槽碾，是一个长条形的石槽，槽内有碾轮，碾轮就像车轮一样，轮中有孔，孔中插有木制的长轴，通过轴在孔洞中转动来碾压加工粮食，与药碾形状相似。明朝人王圻及其儿子王思义撰写的百科式图录类书《三才图会》中记载："药碾，即后汉崔亮作石碾之遗意，后人

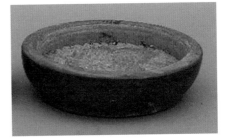

年代不详　碾磨器
北京中医药大学中医药博物馆藏

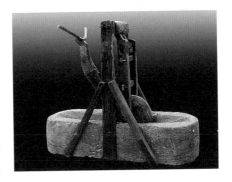

清代　石药碾
北京中医药大学中医药博物馆藏

名之为金法曹。赞曰：柔亦不茹，刚亦不吐，圆机宜用，皆有法。""金法曹"指的是"茶碾"，金表示质地，法曹是古代主管刑狱诉讼的司法官吏，意思是不管多硬的茶，到了法曹这里都得碾成末子。由这段话可以看出，自东汉出现加工食物的石碾后，在此基础上又发展出茶碾和药碾。

药碾一般为船型，中间有凹陷的碾槽，配有扁圆形像车轮一样的碾盘，通常一边双脚蹬碾盘，一边往碾槽里添加药物，从而将中药碾碎。一般碾盘下会比较平整，或装有四只脚，

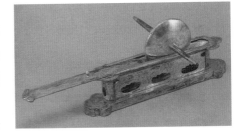

唐代　鎏金鸿雁流云纹茶碾子 *

* 傅维康，李经纬，林昭庚 . 中国医学通史：文物图谱卷 [M]. 北京：人民卫生出版社，2000：96.

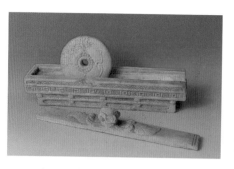

唐代　汉白玉药碾（复制品）
北京中医药大学中医药博物馆藏

在碾轮滚动的时候药碾能稳稳不动。碾过的药粉根据需求筛一遍，再放进去碾，如此反复，直至粉碎成需要的药粉。碾出来的药粉，可以制散、制丸、制膏等，便于加工服用。1984年，河北晋县出土了唐代的汉白玉药碾。它由碾槽、碾轮、碾盖三部分组成。碾槽平面为长方形，凹槽呈船形，最大深度为3.5厘米。碾槽上端三面开出燕尾槽，以供碾盖推进拉出。正、背、端面上分别雕饰三角、网格、回字、门锁等花纹图案。碾盖中间立雕云头钮，钮上及其周围刻以束带、花卉纹饰。碾轮直径9厘米，中央微鼓，呈扁圆形。中心有一圆孔，以便穿轴使用。这套石碾的制作精巧而实用，是鲜见的唐代珍贵文物。

　　临床用药一般根据药物的特性和疾病的特点，加工成合适的剂型。其中，"散剂"是比较常用的剂型，也是制作丸剂的基础。如张仲景在《伤寒杂病论》中提到，四逆散"右四味，各十分，捣筛"；牡蛎泽泻散"右七味，异捣，下筛为散"。后世文献中也常有"捣令细""碾末""研粉"等表述。药物被研碎成粉后，不仅吸收快、便于携带，也节省了药材。尤其那些本身不溶于水，或者本身有毒、只需极少量服用的药物等，都适合研成"散剂"。其中，极细末可以直接冲服，如七厘散；粗一点的末可以加水煮沸取汁服用，如银翘散；还可以调汁后外敷，如生肌散、金黄散等，也有作吹喉药使用的，如冰硼散。

6. 去芜存菁的药筛

　　筛，一种用于分离粗细颗粒的器具。人们在加工粮食的过程中，需要分拣出粒径大小不同的粮食，于是便出现了筛。战国至秦汉时期，筛的制作还比较粗疏，用现代术语来解释，就是筛目数比较小，粒径较粗大。到了魏晋南北朝，筛目数逐渐增多，人们为了获得更为精细的面粉，会反复过筛，筛出极细的面粉。晋人束皙在《饼赋》中写道："重罗之面，尘飞雪白。"由此可见，晋代已经可以筛出如尘埃般细腻的面粉。不过，这里的"重罗"并不是多次使用同一种筛目的筛子过筛，而是先后用筛目由小到大的不同筛子，反复多次筛选的过程。

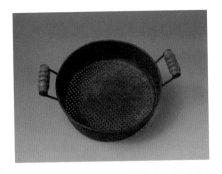

清代　太医院双耳铜药筛（复制品）
北京中医药大学中医药博物馆藏

　　早在东汉《伤寒杂病论》中，就已经有"捣筛二味""各别捣筛""筛末"等记载，说明筛制已经成为加工药材的一种常用方法。唐代孙思邈在《千金要方》中有专篇论述如何筛药。书中说，在筛末制作丸药时，需用重密绢，使药粉细密，这样制作的蜜丸更容易熟。在筛草药做散剂时，需用轻疏绢，这样在用酒冲服时不会形成泥糊。在筛制金石药时，需用细绢筛，这样制作的丸药容易成型，对筛面的选择非常讲究。宋代，政府成立国家药局，统一制定了中成药的制剂规范，太医院还颁布了《太平惠民和剂局方》，每方之后都对药物的炮制和药剂的修制做了详细的说明，其中大部分成药都是"散剂"。大量散剂的应用，进一步促进了药物筛制的技术。一般来说，罗筛的圈有竹、铁、铜等不同材质，筛面多为纱、绢、麻和铜丝，还有一种马尾筛，即以马尾或马鬃为筛绢的筛子。

　　我国劳动人民在几千年前就能够加工出极为精细的工具，虽然从现代工作效率的角度来看有一定局限性，但正是这些古老的工具在中医药发展的历程中发挥了极为重要的作用。

69

7. 难借难还的药锅

　　药锅是煎煮、熬制中草药汤剂的一种器具。煎药器具的材质是药效发挥的重要条件之一，历代医家对药锅材质的选择都非常重视。明代医家唐椿在《原病集》中谈到煎药器具时提出："银者为上，磁者次之。"清代尤乘在《寿世青编》中提出煎药"必用砂铫瓦罐，如富贵家，净银之器煎之更妙。切忌油秽腥气，铜锡铁锅，或煎过他药者，必涤洁净，器口用纸蘸水封之。"由此可以看出，银器是富贵人家的首选，而砂锅和瓷药锅是民间广泛使用的煎药器具。

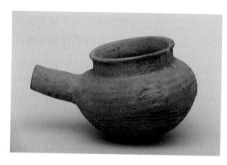

战国　陶药锅
北京中医药大学中医药博物馆藏

北京中医药大学中医药博物馆收藏了一个战国时期的陶药锅，此陶器敛口，腹上部微鼓，肩部附有管状握手器，高 10.6厘米，直径 14 厘米，口径 10 厘米，手把长 19.5 厘米。战国陶器主要是泥质灰陶，随着制陶技术的不断改进，逐步被夹砂陶所替代。夹砂陶是在陶土中加入砂粒等羼（chàn）和料，这样可以提高陶器的耐热性能。凡是用来作炊煮器的陶器，一般都使用夹砂陶。至今我们都用砂锅来炖煮肉类，煎熬中药也常用砂锅。陶器不仅导热均匀，也不容易与药物成分发生化学反应。李时珍在《本草纲目》中指出，制陶用的沙土本身也有医疗作用，沙土经过反复烧制后，有消积退黄的作用。由此可见，砂锅本身也是有药性的，而且使用年代越久的砂锅，效果越好。尤其，用砂锅煎煮消积块、退黄疸类的中药最适合。

瓷器在唐宋时期蓬勃发展，瓷药锅也成为当时煎煮药物的主要器具。瓷器本身也有药用价值。白瓷器，性平，能治疗妇人带下，止呕止血。将白瓷研粉，敷痈肿，有拔脓灭瘢的作用。因此，使用优质的瓷药锅煎煮伤科中药更适宜。

银本身是一味矿物药，生银味辛，性寒，《开宝本草》记载其能"主治热狂惊悸，发痫恍惚，夜卧不安，谵语，邪气侵扰，神志异常"，有明目镇心、安神定志的作用。银还有试毒的功能，古人发现砒霜可以使金银变色，所以使用银锅煎药能防止中毒。李时珍在《本草纲目》

中记载："今人用银器饮食，遇毒则变黑，中毒死者，亦以银物探试之，则银之无毒可征矣。"同理，用银器煎煮药物也可以查看药物的毒性。此外，李时珍还发现，有些药物会跟银发生反应，如荷叶、蕈灰能使银化成散，羚羊角、乌贼鱼骨、鼠尾、龟壳、生姜、地黄、磁石能使银器重量减轻，羊脂、紫苏子能使银变软，因此银器并不适用于所有的药物，含有以上药物的处方就不宜使用银器。但古代贵族常用银器来盛放药物，陕西历史博物馆收藏有唐代银石榴药罐和银药盒，其中银石榴药罐高 10.1 厘米，小口，长颈似圆筒，口径 2.6 厘米，筒底有两个小孔，孔径约 0.5 厘米，孔内有如棍状的塞子，设计十分精巧。

不能用铁器煎煮药物，南朝陶弘景就提出了"温汤忌用铁器"的说法。李时珍在《本草纲目》中记载："铁，辛、平、有毒。凡诸草木药皆忌铁器，而补肾药尤忌之。"并且逐一列出了禁用铁器煎煮的药物，包括人参、知母、仙茅、肉豆蔻、香附子、益母草、熟地黄、马鞭草、何首乌、忍冬、茜草、菖蒲、莲藕、木瓜、石榴皮、没食子、桑皮、苏木等共 18 味药。尤其补肾的药，如熟地，使用铁锅煎煮后男子损营阴，女子损卫气，令人肾气不足，乌发早白。

李时珍对铜器也提出了使用禁忌，认为"铜器盛饮食茶酒，经夜有毒。煎汤饮，损人声"，铜器对咽喉不利，治疗咽喉疾病的药物要忌用铜器。唐代医家陈藏器认为："铜器上汗有毒，令人发恶疮内疽。"意思是铜器氧化后就会产生一股腥气，对身体有害，令人生恶疮。但是，铜器有辟邪祟的作用，所以治疗惊恐、癫狂之类的精神疾病，可以用铜锅煎药，把铜器当成一味药，取其重镇安神的作用。

虽说药锅是老百姓生活中的普通物件，但药锅的使用非常讲究。旧时，一般人家都不会像购买日常生活用品那样买回一个药锅，认为这是招病惹灾的行为。家人生病需用药锅的时候，也不愿意跟家中备有药锅的病患人家去借，担心对方的病邪会跟着药锅一

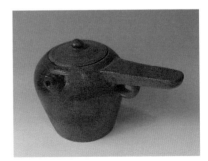

唐代　石药锅（复制品）
北京中医药大学中医药博物馆藏

同被借来。即使借来了药锅，也不像借别的东西一样用完就可以还回去，人们认为送还药锅也会将病气带给人家。况且物主那边也不希望还，认为还药锅不吉利，一般都是物主要用的时候自己才来取回。

古往今来，不仅形成了关于药锅的禁忌，还根据地域差异形成了不同的称呼。一般北方人称药锅，南方人称药罐，在我国台湾、粤东和闽南地区，人们则把药罐称为"急销"。据传，宋景祐元年（1034年），闽南、台湾一带瘟疫流行，闽南名医吴夲带领徒弟四处奔波采药救治。由于患者众多，老百姓煎煮药物的器具五花八门，非常繁杂，由于材质不一，不仅效果不佳，还出现了副作用。吴夲十分着急，特意赶到粤东一带，找到制陶师傅，烧制了大量陶药罐以满足百姓的需求。由于老百姓忌讳谈"病"和"药"，卖药罐的商贩也不知道该用什么称呼合适，吴夲便说："眼下此物正急用，就姑且叫'急销'吧！"吴夲因医术高超，在台湾及闽南一带被俗称"大道公"，又被称为"保生大帝"，被老百姓尊奉为神。因此，在闽南一带，药罐便被称为"急销"。

8. 一器多用的药铫

古人曾说："器为茶之父。"一杯茶的好坏与沏茶的器具息息相关。同样，一剂药能否充分发挥药效，也会受到煎煮器具的影响。人们常说"茶药同源"，其含义不仅是药和茶的功效雷同、饮用方式类似，也包含了茶与药的制作煎煮器具，一些药具便是由茶器演化而来的。

何为"铫"？"铫"是一种专门放在火炉上烧煮食物的器皿。据《说文解字·金部》记载："铫，温器也。"清代段玉裁解释："今煮物瓦器谓之铫子。""铫"字本身是多音字，又比较生僻难认，因此民间多用"吊子"来俗称。《红楼梦》七十七回就写道："宝玉听说，忙拭泪问：'茶在哪里？'晴雯道：'那炉台上就是。'宝玉看时，虽有个黑沙吊子，却不像个茶壶。只得桌上去拿了一个碗……"这里的"吊子"就是粗制的"铫子"。

早在新石器时期和商周时期的陶器中，就已经出现"陶鬲""陶鼎"等炉具与锅具一体的煎煮器具。一般是上部承装食物，下部三足鼎立，下方可以用薪柴烧煮。随着煎煮器具种类的增加，下方的炉具与上部的承器逐渐分开，出现专门煮制食物的"锅"，一般称为"镬"

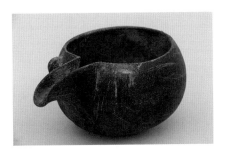

北宋　石铫子
北京中医药大学中医药博物馆藏

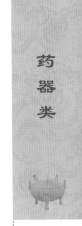

或"釜"。隋唐以来，茶文化逐渐兴起，人们附庸风雅，尤其喜欢在野外煎茶，大多会使用茶铛。茶铛一般为直口、三足、带柄，人们用铛来煮茶，再用瓢把煮好的茶水舀到茶碗里。后来，人们用铫子直接煮茶，用铫煮茶后直接把茶汤从铫子里斟入茶碗。为方便斟茶，铫子设计有流水口和把手。常见的茶铫子主要有两种样式：一种是提梁式，根据材质不同又分硬提梁和软提梁；另一种是侧把式，侧面有一根柱状把手。据传，这种侧把是一个叫"玉书"的茶人最早设计的，因此后人叫它"玉书煨"。

唐宋时期，有很多诗词中都留下了当时人们使用茶铫的痕迹，如唐代元稹的《茶》诗中有一句"铫煎黄蕊色，婉转曲尘花"，反映了铫子作为煎茶的器具被广泛使用。宋代苏轼在《试院煎茶》中有"且学公家作茗饮，砖炉石铫行相随"的记载。元代张翥《行香子·石铫风炉》中也有：

> 石铫风炉，
>
> 雪碗冰壶，
>
> 有清茶、可润肠枯，
>
> 生涯何许，机事全疏。
>
> ……

器物的演变往往受到历史背景文化的影响，功能的演变也会导致器型的演变。人们在使用茶铫的同时，也开始用铫子来煎煮药物，被称作"药铫子"。白居易《村居寄张殷衡》一诗中就有对药铫的记载："药铫夜倾残酒暖，竹床寒取旧毡铺。闻君欲发江东去，能到茅庵访别无。"

据《太平御览》引"《衡山记》曰：有人采药暮宿石室中，见一铜铫，是煮药处，蛮人闻之取铫还用，举村尽病，送返乃已。"说明唐宋时期，铫已经用作煎药的用具。

从医学文献的记载来看，宋代《圣济总录》《普济本事方》等医学著作中，有很多关于药物炮制的记载都提到过药铫子。如《丹溪心法》中"禹余粮丸"的制作，"蛇含石，大者三两，以铁铫盛，入炭火中，煅药与铫子一样通红，用钳出铫子，以药淬醋中，候冷，研极细；真针砂，五两，先以水淘净，控干，更以铁铫子炒干，入禹余粮。一处用水醋二升就铫内煮，令醋干为度，却就用铫子同二药入一秤炭火中，煅令通赤，钳出铫子，倾药于净砖地上，候冷，研极细"。又如《世医得效方》中的"透膈散"，治疗石淋，"将药末入铫子内，隔纸炒至纸焦，再研细，同温水调下"。此外，《医砭》中的抱胆丸，用铫子加工水银、朱砂和黑铅。《太平圣惠方》中的破瘕丸，用铫子加工硫黄和水银。乳香膏、善应膏等药膏的熬制通常也会使用铫子。

由此可见，"药铫子"不仅仅用来煎煮药物，还用来加工炮制药物，尤其是矿物药。铫子的材质有陶土、石头，也有金属。一般煎药选用石铫子，加工炮制选用金属材质的铫子。宫中则使用更为昂贵精致的银药具，如故宫收藏的人参银药铫，就是宫中专门用于熬煮人参的器具，其壶盖与壶双环处还有链子连接，可以将壶背起，是皇帝出行时所用。

9. 锐不可当论药刀

我们在中药店里抓的药材一般被称作"饮片"，是天然药材经过挑选、洗净后，切成一定规格的片状、丝状、块状、段状等形态，再加工炮制后供临床调配处方、熬制汤剂使用的中药材。

饮片的发展历史悠久。古人最初在服用药物时，通过咬、砸、捣、切等原始方法，将药物制成碎块，这种粗加工的方法在文献中被称为"㕮（fǔ）咀"，也就是饮片的雏形。随着金属工具的发展和磨制技术的提高，中药材根据实际需要，被加工得越来越精细，逐渐形成了专门的饮片切制技术。南宋末年，周密撰写的《武林旧事》中最早记载了"饮片"这一词语，当时杭州城内就有专门售卖"熟药圆散，生药饮片"的作坊。宋代在官方药局推广成药的影响下，民营药店也以出售成药为主，出现熟药铺和生药铺之分。熟药铺专门出售自制的饮片和丸、散、膏、丹等

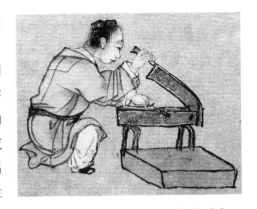

明代　彩绘本草《补遗雷公炮制便览》
书中所绘"明代北方切药刀"

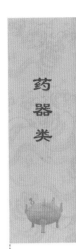

中成药；生药铺主要收购药材，将药材加工炮制成饮片后分销给制药作坊和药店。由此可见，饮片切制在宋代已经成为中药炮制的重要环节之一。

饮片加工，大多数用药刀切片，也有一些用刨子刨片。有名望的药行都追求药材切片整齐均匀、美观漂亮，切片技术也成为民间判断药行水平的标准之一。切片使用的传统药刀大多是铁质，一般由刀片、刀床、刀鼻三部分组成，还配有压板、刀案、装药斗、控药棍等部件，又被称作"铡刀"。铡刀有两种刀口，一种是平面刀口，适用于切薄片及体质疏松的厚片；另一种是单楔形口，适用于切坚实的厚片、薄片及茎类药材的小段。切药的时候，还需要配一把刀凳，人坐在刀凳上左手握住药材向刀口推送，

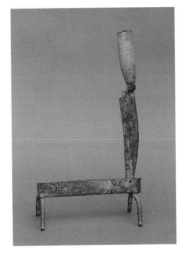

民国　铡药刀
北京中医药大学中医药博物馆藏

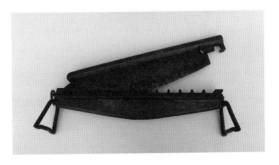

民国　铡药刀　北京中医药大学中医药博物馆藏

同时右手握住刀柄向下按压进行切制。另外，还有一种片刀，就像我们平时用的菜刀，由刀体和刀柄组成，切药时配备砧板，掌握好力度和角度，可以切厚片、直片、斜片等，如浙贝母、白术、苍术等都可以用片刀直接切。此外，有用于劈砍坚硬的木质类药材的砍刀，如劈砍苏木；有用来切极薄片的镑刀或者刨刀，如切制鹿茸、水牛角等药材；有用来加工细粉的锉刀，如加工羚羊角粉；还有用刮刀刮取药材表面的薄皮，刮刀上方为刀背，下方为刀口，外形狭长微弯，具有双柄，专为刮取竹茹所用。

明清时期，安徽亳州、河北祁州、河南禹州等著名药材集散地，不仅交易药材，也是药物炮制加工的中心，其中也有切药、制药器具的交流和售卖，药行从业者可以互相学习，切磋技艺。由于不同地域

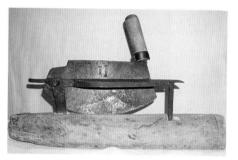

京帮刀　郑金生研究员提供

药物炮制技术的差异，饮片的切法也有所区别。据说，经验丰富的老药工仅仅根据饮片的形质就能知道是哪里炮制加工的药材，中药炮制界甚至有"见刀认帮"的说法。

京帮是发源于北京、天津、河北一带的炮制技术流派，始于明，成于清。京帮的切药刀制作精良，刀身大、刀背厚，切药追求片型完整，不崩不卷，即使切制软硬不同、形状各异的药材，都要做到片形规整、薄厚适中，素有"京刀磨刀，刃卷刀成，刀刀见边，片片形全"的美誉。传统京刀切制饮片的绝技有"百刀槟榔""蝉翼清夏"等，经验丰富的药工可以将一个小小的槟榔切成108片，切好的半夏薄如蝉翼，能透过饮片看到文字。当年享誉京城的西鹤年堂，其切制饮片有"陈皮一条线，枳壳赛纽襻，清夏不见边，木通飞上天，川芎似蝴蝶，泽泻如银元，麻黄鱼子样，槟榔一百零八片"的说法。明代万历年间，安国还出现了著名的药刀铺"南福盛号"，其打造的药刀钢纯火正、锋利耐用，远近闻名。后来刀铺不断发展，又出现"北福盛号"，不但制售药刀，还有药准子、药球子、药罐、药鼓等炮制加工工具，销

售到全国各地。京帮所用的药刀几乎都产自安国，因此也被称作"京刀"。

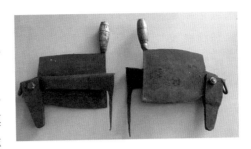

樟刀　郑金生研究员提供

樟帮发源于江西省樟树市。南宋时樟树已经形成一定规模的药市，明清时期樟树药业逐渐繁荣。樟帮饮片以"薄、轻、齐、美"为特色，久负盛名，樟帮的"刀"对此功不可没。樟帮刀具十分讲究，以片刀、铡刀、刮刀为主，刀片面小口薄，轻便锋利，切制的药材厚薄一致、断面整齐、造型美观、容易出汁。"槟榔不见边，白芍飞上天"是樟帮药材切制的绝活！经验丰富的药工能将1寸长的白芍切成360片，轻轻一吹白芍便可以飞起来。民国时期，樟树熊文芹兄弟打制的刀具颇为有名，长江流域和江南各省的药工均喜用熊氏刀具。有人曾赞誉樟帮刀具乃"老君炉中纯火青，炼就樟刀叶片轻，锋利好比鸳鸯剑，飞动如飞饮片精"。

建昌帮发源于江西省南城县，明清进入鼎盛时期。建昌帮的切药刀又称为建刀，刀把长，刀面阔大，刀口线直，刃深锋利，吃硬省力。"建刀"切出的饮片具有斜、薄、大、光等特点，外形精美而实用。在切制饮片的过程中，建昌帮非常注重药刀的使用和护理，必须备好油刷和毛巾，保持刀面光洁润滑，灵活自如。磨刀也是切药中一个重要环节，一般只磨右面铁，边磨边检查刀刃的锋利程度，磨出青锋口为止，俗称"见青"。磨刀的

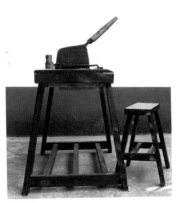

建刀及刀案侧视图
郑金生研究员提供

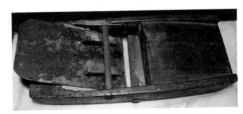

建昌帮　雷公刨（上刀片面）
梅开丰老师提供

次数也要根据药材来定，切槟榔时，一天要磨三四次。切黄芪、白术等药材一天只要磨一次。磨刀石用完要用清水冲洗，再擦上油。擦刀用的油也非常讲究，是用植物油浸泡过的大腹皮来擦刀，这样擦出来的刀干净卫生，油亮锋利，切起药来又快又好。建昌帮还独创了特殊的刨具"雷公刨"，所谓"雷公"，是以古代已知最早的炮炙专著《雷公炮炙论》中的"雷公"来命名的。这种"刨"形态特异，刨出的饮片片张多样，均匀美观，效率很高。正因为建昌帮有特殊的切药刀与雷公刨，因此其饮片以"薄"著称。对于质地坚硬的药材，饮片薄更有利于煎出药汁。

10. 独具匠心的关怀

　　明代著名中药学家李时珍在《本草纲目》中曾经记载了父亲李言闻（号月池）在担任太医院医官时抢救王妃中风的一则病案。书中写道："和王妃年七十，中风不省，牙关紧闭。先考太医吏目月池翁诊视，药不得入，不获已，打去一齿，浓煎藜芦汤灌之，少顷噫气，遂吐痰而苏。"古人在救治危重症时会使用吐法，利用催吐药使患者呕吐，通过呕吐来消除停留在咽喉、胸膈、胃脘部的痰涎、宿食、毒物，是一种急救的方法。上述医案中，李言闻在救治王妃时使用的就是藜芦催吐的方法。然而，由于患者中风后牙关紧闭，不得已打掉了一颗牙齿才把药物灌进嘴里，使老王妃成功获救。

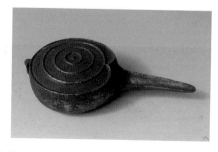

对于病情危重、昏迷、不能经口喂药的患者，现代医疗可以通过鼻饲的方法解决。然而，受当时科技发展的限制，古代医家遇到昏迷后牙关紧闭的患者，一般会用针刺或者药物刺激来"取嚏"，或者直接掰开嘴巴，甚至敲去一颗牙齿

汉代　中山靖王刘胜墓出土喂药器（复制品）
北京中医药大学中医药博物馆藏

等方法，使汤药能顺利喂到患者口中。一直到北宋时期，文献中正式记载了原始的鼻饲术。据北宋《圣济总录》记载："治中急风，牙关紧……若牙紧不能下药，即鼻中灌之。"从鼻腔给药使用的是鹅毛管，即"用鹅管吹入两鼻中"。另外，金代张从正的《儒门事亲》中也提到，治疗破伤风抽搐、牙关紧闭、角弓反张时，从两鼻中将"风药"灌入咽喉，也属于鼻饲的方法。

患者在被"去齿"后，如何快速给药，也是一个重要问题。唐代医家孙思邈曾经使用过"葱叶"。中风后神志昏迷不能进食的患者被折断一颗牙齿后，把葱叶插入去齿后的孔中，再插入葱叶喂药。除了使用葱叶，古代还有专门的灌药器具。1968年，河北满城汉墓出土了一套银灌药器。灌药器一边是扁圆形的壶身，上面有盖，盖子上还有圆环状纹理的凸起。盖与壶身之间有钮链接，可以转动。另一边是可以插到口中的长嘴，中间有凹槽。此外，还有一个漏斗，专门用于向灌药器中注入汤药。灌药器和漏斗配合使用，给重症昏迷患者灌药。因为汤药味道苦涩，又有特殊气味，给小儿喂药比较困难。一般小儿不容易配合，甚至会哭闹呛咳。于是，人们在勺子上安装一个可以开关的

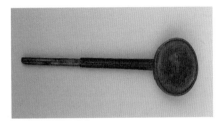

清代　药鼓（1）
北京中医药大学中医药博物馆藏

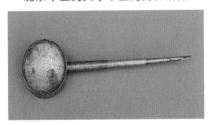

清代　药鼓（2）
北京中医药大学中医药博物馆藏

盖子，勺尖部位留一个符合小儿口形的注入嘴，既可以防止小儿哭闹将药汁撒出来，也可以避免小儿闻到药物的气味拒绝张口喝药，使小儿服药更安全。

吹法是中医传统疗法之一。医者将研磨过筛后的药粉吹入鼻腔或咽喉等部位，使药粉通过黏膜吸收，直接发挥治疗作用，或者通过吹入药粉刺激鼻咽部发生喷嚏、咳嗽等反射，促使昏迷者清醒。最初医者将药粉放在纸上或者手掌上，将药粉吹入咽喉或者鼻腔。这种方法

显然不卫生，而且不好掌握吹气的力度，吹药时用力过猛，会使大量粉末呛入气道，引起呛咳。后来，人们将药粉加入纸管中吹药，虽然可以将药送入比较深的位置，但仍然不卫生。明清时期出现了专门的吹药工具——铜制药鼓。药鼓一端呈扁圆形，中空，就像一个小小的圆鼓，一端是可以套叠伸缩的多节铜管，将药粉放入药鼓中，挤压圆鼓就可以将药粉喷入喉内，可以伸缩的套叠铜管能根据喷药的部位控制长短，从而更加精准、卫生地给药。例如，锡类散、冰硼散等具有清热解毒、利咽消肿作用的中药粉剂，通常会使用药鼓将其吹入咽喉部进行治疗。现在已经有了更为便利、喷洒更加均匀的喷粉器，逐渐取代了传统的吹药鼓。

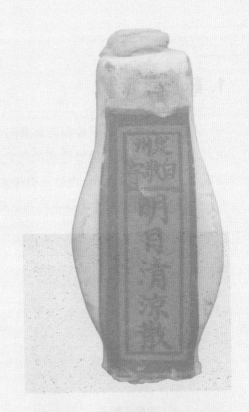

四、药物类

　　中国的传统药学，古代称为"本草"。关于"本草"这一称谓，最早记载在《汉书》中。汉成帝建始二年（公元前31年），政府设"本草待诏"一职，征招擅长药物学知识的人为朝廷服务。《说文解字》中也明确记载："药，治病草也，从草。"所以古代药书也多称为"本草"。远古时，人类在寻找食物的过程中，逐渐发现了植物药的功效，虽然后来又积累了动物药和矿物药的知识，但由于植物药居多，"草"为药之本的概念便一直被保留下来。本草文化源远流长，是中华民族的非物质文化遗产之一。从神农尝百草的传说到今天中医药的创新与发展，无不展示了我国传统本草文化发展的伟大历程。

1. 药食同源

　　人类对药物的认识最初与觅食行为紧密相连。在寻找食物的过程中，人类逐渐发现了能够治病的药物。神农是中国上古时期的圣人，是农业文明建立的象征，也是人类探索药物知识的标志，"神农尝百草"的神话就折射出早期人类探索药物功效的艰辛过程。

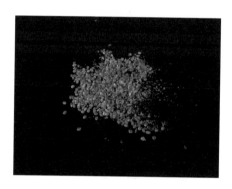

汉代　黍子
北京中医药大学中医药博物馆藏

　　商周时期，伴随农业的发展，以植物药为主体的中国传统药物学逐渐独立发展。我国历史上第一部诗歌总集《诗经》中记载了丰富的植物，其中就包含了大量中药材，如远志、苍耳、芍药、枸杞、白蒿等。先秦时期的非医药类文献中，记载药物最多的是《山海经》，书中明确记载"食之有效"的药物就达到六十多种。这些植物在当时几乎都曾被当作食物去尝试，在尝试各种食物的过程中，人们发现某些植物或者动物同时具有治疗某种疾病的作用，于是药物从食物中分化出来，形成了专有概念。

　　同理，药物的煎煮和炮制方法也是从食物的烹饪中衍化出来的。在茹毛饮血的时代，人类没有任何烹饪的方法和器具，直接生食。人们在发现火的用法后，开启了食物的烧烤时代。烤熟的食物更加美味，也更容易咀嚼。慢慢地，人类从直接在火上烤，开始尝试在食物表面包裹上一层泥巴，发明了"包烹法"。包烹让食物在火烧时不容易烤煳，肉质也更加鲜美，成为原始陶器的雏形。尤其，当人类进入农耕时代后，颗粒状的谷物不能用烧烤的方式来加工，于是陶器作为烹饪的器具登上了历史的舞台，把人类的饮食文化推向全新的高度。人们用这些食器来煮肉、蒸饭、煮粥、温酒、储水等。最初煎煮汤药的方法就是从色香味美的汤肴中孕育而生的。

"工欲善其事，必先利其器"，随着冶炼术的出现，青铜器逐步取代了陶器，各种烹饪的器皿不断发展，根据功能和使用方式的不同，古代食器分为盛放食物和烹煮食物两大类。盛放食物的有簋（guǐ）、簠（fǔ）、盨（xǔ）、豆、盂等；烹煮食物的器具统称饪食器，主要有鼎、鬲（lì）、甗（yǎn）等。

簋与簠是先秦时期两种最常用的食器。簋，通常用来盛放黍稷；簠，通常用来盛放稻粱，两者分工明确，在祭祀和宴飨时使用。簋与簠，最初由竹木或者陶制成，所以两字均从"竹"字头。商周后，二者则多用青铜铸造。从形态上看，簋是圆形器，或有盖；簠为方形器。《周礼》中记载："凡祭祀共（供）簠簋，实之陈之。"郑玄注："方曰簠，圆曰簋。"

盨是从簋变化而来的食器，一般为椭圆口，有盖，两耳，圈足或四足，用来盛放黍稷，西周中后期开始流行。

豆是用来盛肉的器皿，《说文解字》中记载："豆，古食肉器也。"殷墟出土的商代陶豆中就有羊腿及其他兽骨的残存，印证了"豆"为盛放肉类食物器皿的说法。

鼎是一种煮食的器具，用来炖煮鱼、肉、羹等食物。早在新石器时期就有陶鼎出现，商周时期出现了各种青铜铸造的鼎，并且上升为礼器，成为等级和权力的象征，使用鼎的数目越多代表着等级越高。《说文解字》中说："鼎，三足两耳，和五味之宝器也。"这里所说的"三足两耳"是鼎的外形特点，但已出土的鼎器中，除了圆腹、三足、两耳外，还有一种是方腹、双耳、四足。

鬲与鼎相似，也是用来烹煮食物的食器和祭祀的礼器。鬲最大的特点是袋腹短足，鬲的腹部由三个或四个口袋状凸起拼合而成，短足，敛口，可以煮水和煮肉。因为鬲的足下接触火的面积大，

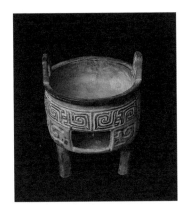

西周　鼎（复制品）
北京中医药大学中医药博物馆藏

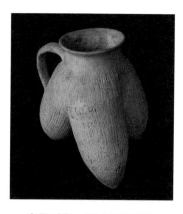

商周时期　鬲（复制品）
北京中医药大学中医药博物馆藏

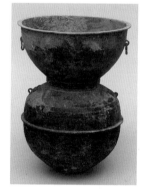

汉代　甗
北京中医药大学中医药博物馆藏

能比较快煮熟食物。但由于三足形状不利于搅拌，又容易沉底，所以煮粥并不方便，多用来煮水。

甗是古代用来蒸食物的食器，由两部分组成，上部分为甑（zèng），下部分为鬲。甑是古代蒸饭用的瓦器，用于放置粮食，底部有许多透蒸气的孔。鬲放在甑的下面，用于盛水。春秋战国时，甑与鬲可以分合使用，能同时蒸食和煮水。后来甑与鬲合体，中间加上箅子就是甗。这种利用蒸汽使谷物变熟的过程，就是蒸饭的烹饪方法。我国也是最早使用蒸汽烹饪的国家。

饮食在中华民族祖先眼中，不仅仅能满足口腹之欲，还被上升到了礼的高度。不仅如此，它还形成了更深层次的需求，那就是通过饮食以达到养生祛病的医药文化。无论药物还是食物，其基本目的是一致的，都是促进人类健康和发展。《素问·脏气法时论》中说："五谷为养，五果为助，五畜为益，五菜为充，气味合而服之，以补益精气。"指出五谷、水果、肉食及蔬菜既可以充饥，作为食物食用，也可以用来防治疾病，这句话成为后世指导饮食调养的基本原则。

2. 酒与医药

中国是世界上最早酿酒的国家之一。目前中国考古发现的最早的酿酒遗迹在河南舞阳县贾湖遗址中，推测为公元前7000年至公元前5000年间。经专家验证，贾湖遗址出土的陶器中遗留有酒类饮品的沉淀物残渣。研究结果确认，残渣中含有大米、蜂蜜、葡萄和山楂等残留物，这也是目前世界上发现的最早的酿造酒的实物。

随着酿酒的发展，酒器从饮食器具中逐渐分化出来。酒器不仅是宴饮时饮酒的日常用具，也是祭祀活动的重要礼器之一。殷商时期，酒器的种类日益丰富，大致分为盛酒器和饮酒器两大类。盛酒器主要有樽、卣（yǒu）、壶、罍（léi）、缶（fǒu）、斝（jiǎ）、盉（hé）等不同样式；饮酒器有爵、角（jué）、觥（gōng）、觯（zhì）、觚（gū）等。这些酒器形态各异，体现了古人高超的制作技艺和非凡的创造能力。一些形制特殊的饮酒器模拟鸟兽的形态，被统称为鸟兽尊。此类酒器一般在背部有凿口，口上有盖，可以注入酒，盖子本身也是为了告诫饮酒者不要贪杯。其中，爵是先秦时期使用最普遍的饮酒器，"爵"与"雀"谐音，爵的外形就像一只雀，前面有倾酒的流槽，形似雀喙，中间有杯，后面有尾，旁有把手，腹下还有细长的足，因此用"爵"命名。觚就像一个又高又细的喇叭，长颈、细腰、高圈足，类似于现在的高脚酒杯。觥最早是古人用兽角制作的酒器，后来演变成兽形饮酒器。《诗经》中有"我姑酌彼兕觥"的记载，《毛传》对此作出解释："兕觥，角爵也。"郑玄还指出："觥，罚爵也。""兕"

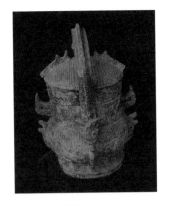

商代　提梁卣（复制品）
北京中医药大学中医药博物馆藏

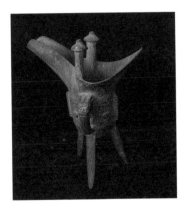

清代　爵（仿商代）
北京中医药大学中医药博物馆藏

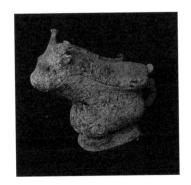

商代　兕觥（复制品）
北京中医药大学中医药博物馆藏

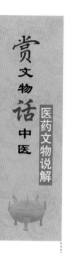

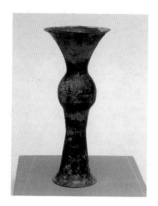

龙山文化时期　黑陶觚
北京中医药大学中医药博物馆藏

是古书上所说类似犀牛的一种异兽，兕觥就是形如兕角的青铜饮酒器，因为容量大，且有盖子，也可以兼做储酒器，在古代常被用作罚酒的酒杯。周代，人们曾对青铜酒器的容量做了明确的规定：一升曰爵，二升曰觚，三升曰觯，四升曰角，五升曰散，六升曰壶。这种饮酒器的盛量规格后世一直沿用。

酒器发展的背后是酿酒业的繁盛。《淮南子》中有"酒之美，始于耒耜（lěi sì）"的说法。耒耜是古代一种翻土的农具，也就是说酿酒是在农业耕种之后开始的。酿酒的原材料就是粮食。当丰收的谷物出现剩余时，多出来的粮食就可以用来酿酒。早期的酒应当是米酒和果酒，米酒用黍或稻米酿成，后来又有了高粱。唐宋以前，酒都是由粮食经过蒸煮、加曲再发酵压榨制成，随着工艺的进一步改进，宋以后改为蒸煮、曲酵再馏取制成，蒸馏使酒精的提纯技术得到突破。由于酿造时间和过程不同，人们把酿造一宿即成的酒叫"醴（lǐ）"，醴相当于甜甜的糯米酒；经过两次或多次复酿的重酿酒叫"酎（zhòu）"；最烈性的酒叫"醇"；酒酿好后未滤去糟的酒叫"醅（pēi）"；过滤后的酒是清酒。

其实，古代的酿造酒本身来自粮食，是一种极好的药物，又是中药制剂中重要的溶剂。《汉书·食货志》中有"酒，百药之长"的说法。中医经典著作《黄帝内经》中有"汤液醪醴论篇"，专门论述了有关酒的作用。在这里汤液指五谷煮出的稀液。醪是浊酒，是由汁渣混合的酒，也称醪糟。醴就是谷物酿造的甜酒。酒是粮食所酿，是五谷的精华，因此有滋养润泽人体的作用。酒又是熟谷之液，气味强悍。中医理论中有"卫气"的概念，卫气是阳气的一种，其性刚悍，行于脉外，有护卫肌表的作用。酒与卫气性质相似，所以酒能与卫气一起行于体表而发挥活血通络的作用。

酒本身就是一种药物。最早在南朝时期陶弘景所著的《名医别录》中就记载了酒的性味与功效，即"味苦、甘、辛，大热，有毒。主行药势，杀百邪恶毒气"。陶弘景解释，因为人在饮酒后会出现神昏等醉酒的表现，所以提出酒有毒的说法。但是，酒性热独冠群物，医家可以用酒来助行药势，增强药效。东汉张仲景的《伤寒杂病论》中就有"瓜蒌薤白半夏汤""瓜蒌薤白白酒汤""红蓝花酒"等名方，均以酒入药，可以加强整个方子温通上焦阳气、散寒除痹痛的作用。本草典籍中记载药物炮制时，常常有"酒洗""酒制""酒浸""酒炒"等炮制方法，以增强药物的功效。

酒是最早的溶剂。酒可以作溶剂把药物中的有效成分更多地提取出来，《说文解字》中说："医，治病也……医之性，然得酒而使。"晋代稽含在《南方草木状》中首次记载了酒作为溶剂使用。书中介绍，人们在制酒曲的时候，会加入适量植物材料，使其功效融合在酒曲中，被认为是"酒药"的开端。唐代孙思邈的《备急千金要方》中记载了更为详细的酿造药酒的方法，有五加酒方、木膏酒方、松叶酒方等。根据制备过程不同，又可以分为渍酒、煮酒、直接酿酒、复合酿酒四类。渍酒就是将药物洗净、炮制后盛放在丝织袋子里浸入酒中密封，开封后滤出酒液服用；煮酒就是将药物和酒共煮，或将药物直接放入热酒中饮用；直接酿酒就是将药物粉末与一定比例的曲末混合，直接发酵酿酒；复合酿酒的工艺比较复杂，先通过渍酒、煮酒或直接酿酒的方法取药酒汁浸曲，再反复另加药物的煎汁，或药物浸酿，密封一定时间后压取清酒服用。借用酒的溶解能力和运力使药效扩散，药借酒力，酒行药势，以更好地发挥治疗作用。

此外，酒还是最早的麻醉剂和消毒剂。在一定浓度下，酒具有麻醉作用，所以中国古代的麻醉药都用酒来服用，或外用药用酒调敷。酒是整个中华民族在生产生活中不断探索的结果，是集体智慧的结晶。

3. 厨台妙药

传统中国菜的烹调中，葱、姜、蒜、花椒、辣椒、桂皮、豆豉等都是常用的调味料。这些调味的植物，同时也是治病用的中药。

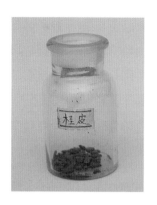

西汉　马王堆汉墓出土桂皮
北京中医药大学中医药博物馆藏

中国早期文献中很早便出现了对"桂"的记载。由于先秦典籍对"桂"的描述非常简单，早期人们对"桂"的认识并不清晰，从先秦两汉文献中对"桂"的记载来看，"桂"多指樟科的肉桂。东汉时期的《神农本草经》中曾记载一种"牡桂"，它味辛性温，主治上气咳逆、结气、喉痹，能利关节、补中益气。其中"牡"与"木"发音相近，因此，清代郝懿行在《尔雅义疏》中指出，牡桂就是木桂。晋代郭璞在注《尔雅》时写道："今江东桂厚皮者为木桂，桂树叶似枇杷而大，白华，华而不著子，丛生岩岭，枝叶冬夏常青，间无杂木。"李时珍在《本草纲目》中进一步解释："《尔雅》谓之梫者，能侵害他木也。"也就是说，木桂辛味浓烈，能侵害并排斥其他杂木，因而周边没有杂木，自成一林。由此可以看出，"桂"是一种"香木"，就是樟科的肉桂。肉桂的入药部位是树皮，也就是桂皮，又称官桂或香桂，既是香料、调料，也是一味中药。《神农本草经》中记载它能治疗上气咳逆、喉痹，能利关节、补中益气，有久服轻身不老的功效。

中华民族已有几千年食姜的历史。"姜"的繁体是"薑"，据《说文解字》记载："薑，御湿之菜也。从艸畺声。"后被简写作"薑"。人们认为"薑能畺御百邪"，意思是姜能抗御多种病邪。先秦典籍《尸子》中记载："膳，俞儿和之以姜桂，为人主上食。"记载了宫廷膳官少俞用姜桂调味的情况。《论语》中有"不撤姜食"之说，孔子每食必有姜，也是姜的忠实爱好者。我国关于姜的栽培历史也十分悠久，《史记》中有"千畦姜韭，此其人与万户侯等"的记载，由此可见，东汉时生姜已成为一种重要的经济作物，非常普遍。《管子·地负》中有"群药安生，姜与桔梗、小辛、大蒙"的记载，管仲认为姜、桔梗、小辛、大蒙四味药材在山的低洼处生长，说明姜很早就被当作一种药材。《神农本草经》中将干姜列为中品，记载干姜有逐风湿痹、治疗下痢等功效，又被后世誉为止呕圣药。高良姜最早记载在南朝陶弘景写的《名医别录》中。"高良"其实是由"高凉"演变而来，因为它产自"高良郡"（今广东省高州市），因此被称为高良姜。在陶弘景的另一本《本草经集注》中又被写作"膏凉姜"，都是针对产地赋予的名称。《名医别录》中记载高良姜，性大温，主治暴冷、胃中冷逆、霍乱腹痛，可见高良姜主要用于治疗因为受寒导致的胃脘痛，有温胃散寒止痛的功效。

花椒，古称"椒"或"椴（huǐ）"。最早在《诗经》中就有"有椒其馨，胡考之宁""椒聊之实，蕃衍盈升"等记载，称赞花椒气味芳香，不仅是日常生活中重要的调料，还有益身体健康。屈原在《九歌》中提到："奠桂酒兮椒浆。"这里的"椒浆"就是花椒酒，用来祭祀祖先、驱疫避邪。《离骚》中又有"巫咸将夕降兮，怀椒糈（xǔ）而要之"的记载，人们在大米中掺入花椒做成椒饭来祭祀。

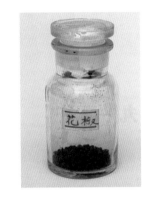

西汉　马王堆汉墓出土花椒
北京中医药大学中医药博物馆藏

此外，花椒因其结实累累，用来象征子孙昌盛。古人认为花椒是纯阳之物，气味馨香，能除去居室中的恶气，便掺入涂料中糊墙，建造"椒房"。花椒同时还具有药用价值。陶弘景在《名医别录》中记载，花椒有"开腠理，通血脉，坚齿发，调关节"的功效，内服能温中散寒、除湿止痛，外用能杀虫止痒，治疗湿疹、阴痒等。

大豆在中国的种植历史至少已有五千年。豆豉就是以豆子为主要原料（包括黑豆、黄豆和大豆等），经过浸泡、蒸煮、制曲、发酵等一系列工艺制成的传统调味料，同时也是一味中药。屈原在《楚辞·招魂》中提到："大苦咸酸，辛甘行些。"汉代王逸对此的注释："大苦，豉也。"豆豉，古代又称为"幽菽"，这个名字非常形象，"菽"就是豆子，把煮熟的豆子幽禁起来发酵后就制成了豆豉。豆豉最早记载在汉代刘熙的《释名·释饮食》中，书中称赞豆豉"五味调和，需之而成"。长沙马王堆汉墓的棺椁中，有一个黄褐色釉的大口罐，出土时罐口由草和泥填封，罐内装的就是豆豉姜，这是西汉长沙国丞相夫人辛追生前所用的调料。直到今天，湖南乡间制作酱菜也用类似的方法。中医认为，豆豉性寒、味苦，入肺、胃经。《名医别录》记载："豉，味苦，寒，无毒。主治伤寒头痛寒热，瘴气恶毒，烦躁满闷，虚劳喘吸，两脚疼冷。"豆豉具有解表除烦、宣郁解毒的功效。汉代张仲景在《伤寒论》中就有"栀子豉汤"，用栀子、豆豉煎汤治疗外感风寒，用来清热除烦。李时珍在《本草纲目》中说："黑豆性平，作豉则温。得葱则发汗，得盐则能吐，得酒则治风，得薤则治痢，得蒜则止血，炒熟则能止汗。"豆豉能根据所搭配的不同药物而发挥不同的作用。

4. 丸散膏丹

我国已知最早的药物学专著《神农本草经》中指出："药性有宜丸者，宜散者，宜水煮者，宜酒渍者，宜膏煎者，亦有一物兼宜者，亦有不可入汤酒者，并随药性，不得违越。"也就是说，医者在临床用药治疗时，需要根据药物本身的特性，以及患者疾病发展的情况，制作出不同剂型的药物来治疗疾病。历代医家在漫长的医疗实践过程中摸索出独特的用药经验，形成丸、散、膏、丹、汤五大常用的传统中药剂型。金元四大家之一的李杲曾经解释道："汤者荡也，去大病用之；散者散也，去急病用之，丸者缓也，不能速去病，舒缓而治之。"进一步明确了不同剂型的作用特点。

汤剂是最常见的服用中药的方式，将中药饮片加水煎煮一定时间后，去渣取汁制成液体剂型饮用。汤剂容易被吸收，而且作用比较快。相传汤剂是由商代的伊尹创制的。伊尹原本是厨师出身，精于烹饪，善于调和五味，后来他又成为商汤时期最著名的"贤臣"，受"医食同源"理念的影响，人们便把

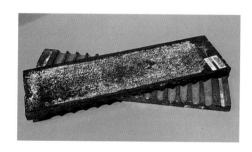

民国　铜药丸模具
北京中医药大学中医药博物馆藏

发明"汤剂"的功绩归功于他。同时，伊尹还在《神农本草经》的基础上撰写了《汤液经法》，书中记载了汤剂的服用方法。东汉医圣张仲景在参考了《汤液经法》的基础上撰写《伤寒杂病论》，确立了"经方"的基本理论。此后人们便认为中医的汤剂是伊尹发明的。汤剂组方灵活，可以随症加减使用，是中医辨证论治思维的实践，也是中医学整体观念精髓的体现。

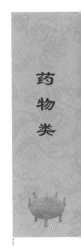

丸剂是中药传统剂型之一。丸是将药物研成细末后，再加入适量的黏合剂做成圆形的药粒。丸药服用方便，吸收较缓慢，但药力较持久，常用于慢性疾病的治疗。据出土医药汉简描述，早期药丸的大小有如赤豆、羊矢（屎）、樱桃、梧实（梧桐子）、弹丸等，大小不一。根据制备方法和黏合剂不同，又有蜜丸、水丸、糊丸、蜡丸等不同类型。

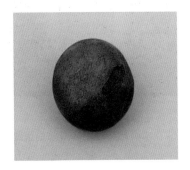

民国　德和堂蜡药丸
北京中医药大学中医药博物馆藏

黏合剂一般也是治疗药物之一，如药汁、蜂蜜、面糊、米糊、蜂蜡、枣泥、饭泥、酒等。张仲景在《伤寒杂病论》中最早用蜂蜜和淀粉做黏合剂搓药丸，奠定了丸剂的基础。晋代葛洪在《肘后备急方》中记载以蜡为丸，放在酒中等药丸化开后饮用，这是最早关于蜡丸的记载。这里的蜡是天然蜂蜡，也是一味药材。王焘在《外台秘要》中记载的"五邪丸"也是蜡丸，用蜂蜡包裹雄黄、丹砂等有毒药物，服下后蜂蜡在胃肠中慢慢崩解，缓慢释放药性，可以防止中毒。唐代还出现了"煎丸"，先把药物用酒或水浓煎去渣，熬成膏状后再把不适合加热的易挥发的药物（如藿香、丁香、薄荷等）研末放入药膏中混合搓丸。金元时期，丸剂出现包衣技术，在丸药表面裹一层药粉，使丸药表面更加光滑，易于保存。明代包衣材料逐渐丰富，出现朱砂为衣、雄黄为衣、螺青为衣、青黛为衣、百草霜为衣等不同配料。我们现在常见的"蜡壳丸"是从清代开始出现的，用蜡壳作为包装材料，防止药物受潮，以延长存放时间。

散剂是将药物粉碎后研细成粉末状的一种剂型。药物被制成粉末

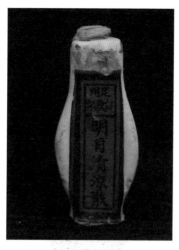

民国　明目清凉散
北京中医药大学中医药博物馆藏

后易分散，吸收快，起效迅速，可以用于急症的治疗。最早在西汉初期马王堆汉墓中出土的《五十二病方》中就已经记载有散剂。南朝陶弘景在《名医别录》中记载了散剂的制作方法，即"先切细曝燥乃捣，有各捣者，有合捣者"。由于古代一般采用捣、舂（chōng）、研、磨等粉碎方法，粉碎后的药材常常混有粉尘和块粒，颗粒度不均匀，需要反复过筛，制成更为细致的散。发展到宋代，政府颁布《太平惠民和剂局方》，记载了大量散剂，内服散剂采用煮散、沸水点服、汤饮送服等方式，即便是汤剂，也是把汤方的药料配成大量药粉，临用时称取所需剂量，用水煎煮药粉，被称为"煮散"。沈括在《梦溪笔谈》中描述了当时煮散的情况："古方用汤最多，用丸散者殊少……近世用汤者殊少，应汤皆用煮散。"北宋时期，散剂大有取代汤剂的趋势。究其原因，主要是为了节省药材，同时煮散确实能加快给药速度。庞安时在《伤寒总病论》中解释说："唐自安史之乱，藩镇跋扈，至于五代，天下兵戈，道路艰难，四方草石，鲜有交通，故医家省约，以汤为煮散。"散剂用药量一般是煎剂的 1/5 ～ 1/2。然而，煎煮散剂，需要不停搅拌，防止药粉沉淀。此外，制成散剂后，难以辨识药材真伪。种种原因导致煮散并未继续流行，金元后便逐渐减少。

膏剂有两种，一为外用，一为内服。最早出现的是外用膏剂，据《山海经》记载，有一种叫㹴羊的异兽，人们用它的羊脂涂在皮肤上防治皲裂。一直到西汉早期的《五十二病方》中，都是用动物的脂肪制作油膏外敷，如羊脂、猪脂、

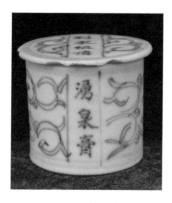

民国　涌泉膏
北京中医药大学中医药博物馆藏

牛脂等，先经过熬煮让水分蒸发，是外用药膏的雏形。动物油脂做成的外用膏剂还可以治疗痈疽、疮疡、皮肤疥癣等外科疾病，所以膏剂最早是外用制剂。一直到汉代，才出现内服膏剂，东汉张仲景的《伤寒杂病论》中记载了大乌头煎和猪膏发煎。其中大乌头煎就是用蜜二升浓煎乌头治疗寒疝。乌头有大毒，用蜜煎能缓解乌头的毒性，延长药效。此后，医学文献中膏剂由外敷逐步发展到内服，是一种内外并用的剂型。魏晋时期至隋唐时期，为了加以区分，一般将外敷药膏称为"膏"，而将内服药膏称为"煎"。南北朝时期，陈延之的《小品方》中记载了"地黄煎"，首次作为滋补膏方出现。此后，孙思邈的《备急千金要方》与《千金翼方》中出现"苏子煎""杏仁煎""枸杞煎"等，膏剂开始向滋补润燥、延缓衰老的方向发展。宋金元时期，膏和煎再次混用，以疗疾补虚为主要功效的内服膏方得到发展。明代医家好用血肉有情之品（即动物药）提高补益养生的作用，使膏方得到了迅速的发展。膏方多以蜜或胶类做赋形剂收膏，增强药性，以延年益寿、调养身体为主。

　　丹剂是一种特殊的丸剂，最早源于炼丹术。宋代《圣济总录》中提出："盖丹者，烹炼而成，有一阳在中之义……今以火炼及色赤者为丹，非炼者为丸。"由此可见，宋代以前的"丹"指由金石烧炼而成的药物。宋代以后，随着炼丹术的衰落，原本属于炼丹术中的炼制技术被引入医药领域，使中药的炮制方法更加多元化。"丹"的概念也从炼丹术泛化到一般医药中，成为一种新的剂型——丹剂药。宋代以后的

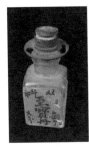

民国　至宝丹
北京中医药大学中医药博物馆藏

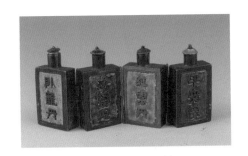

民国　四联药瓶
北京中医药大学中医药博物馆藏

丹剂中加入了大量动、植物药，同时依然含有汞、砷、铅等金石成分。在后世的发展中，丹剂中金石药的比例逐渐减少甚至消失，现代中药中的丹剂已与炼丹术的制作工艺无关，只是借用"丹"字来彰显它的效果灵验，如"紫雪丹""仁丹""大活络丹""女金丹"等。

5. 丹药解密

1965 年，南京北郊的象山发现一座古墓，这是东晋重臣王彬的长女王丹虎的墓葬。考古专家在王丹虎棺内发现了一个圆形漆盒，里面存放着朱红色的丹药，其中大部分已成粉末，还有200 余粒呈圆形丸状、直径 0.4~0.6 厘米的成型丹药。

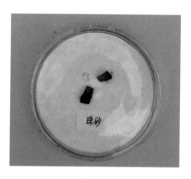

宋代　朱砂
北京中医药大学中医药博物馆藏

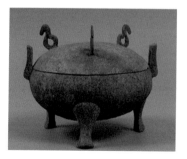

西汉　丹鼎（复制品）
北京中医药大学中医药博物馆藏

这些丹药是什么呢？这些红色的丹药就是丹砂。丹砂，古代又称朱砂、辰砂，其主要成分是天然硫化汞，可以用来提炼水银。据文献记载，丹砂加热后能产生水银，而水银又能将金银溶解，这在古人眼中是极为神奇的现象。此外，朱砂颜色鲜红，是一种天然的颜料，古人习惯在一些日用器物上涂抹红色的朱砂。在人类社会早期，人们崇拜太阳、火光和血液，又把这种崇拜转移到体现其特征的红色上，红色在古人眼中代表着权威、力量与不朽。朱砂因其鲜红的颜色被用来辟邪驱秽、镇惊安神。随着炼丹术的兴起，丹砂因为能够提炼水银而成为炼丹的主要材料。早在春秋时期，《管子·地数篇》中就有"上有丹砂，下有黄金"的说法。

东汉时期，方士们的神仙思想逐渐

与道教融合在一起，出现了最早关于炼丹术的记载，东汉魏伯阳所著《周易参同契》被认为是丹经之祖。此书介绍了炼丹术的理论，却没有记载具体的炼丹材料和方法。至东晋时期，葛洪在《抱朴子》中对汉晋以来的炼丹方法进行了全面总结。葛洪将炼丹术分为三个方面，一是炼制万应灵丹，即传说中令人长生不老的"仙丹"；二是制作长生不老药，即用矿物药、动物药、植物药制作能够却病延年的药；三是点化金银，即通过某种方法把普通的铜、铁变成黄金和白银。后来，炼丹家们发现普通金属无法变成真正的金银，点化金银法逐渐被摒弃。到了南朝，梁代陶弘景著《合丹法式》，进一步丰富和发展了炼制丹药的材料和工艺。炼丹涉及化学、冶金、药物等方面的知识，包含了很多复杂的化学反应，长期的炼丹实践在客观上为化学的发展积累了经验，因此炼丹术又被称为"制药化学的先声"。

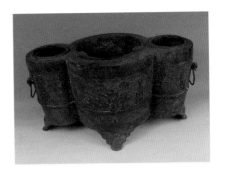

明代　铜炼丹炉（复制品）
北京中医药大学中医药博物馆藏

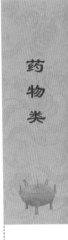

王丹虎所处的时代正是服石炼丹风气盛行的魏晋时期，士大夫阶层提倡服用五石散等丹药，从墓葬出土的丹药推测，出身贵族的王丹虎虽然是女子，但也是服用丹药的爱好者。由于矿物药炼制的丹药属于大辛大热之品，服用后会出现燥热难耐、坐卧不宁、精神亢奋等症状。服用丹药后，由于燥热难耐，人们一般要"寒衣、寒饮、寒食、寒卧"，因此人们把这一类矿物制剂泛称为"寒食散"。当时著名书法家王羲之、医学家皇甫谧、赫赫有名的竹林七贤等，都是寒食散的爱好者。然而，当时人们对服用丹药缺乏科学的认识，长期服用会导致慢性、积蓄性中毒，很多人出现皮肤瘙痒、溃烂等症状，甚至发痈疽而死，还有人出现泌尿系统、消化系统、神经系统等各种疾病症状，名士裴绣就因服石而死，皇甫谧也因服石而残。

服石风气一直绵延至中唐时期，人们终于认识到服用丹药的副作用，唐代著名诗人白居易曾经写过一首《思旧》，诗中写道：

退之服硫黄，一病讫不痊。

微之炼秋石，未老身溘然。

杜子得丹诀，终日断腥膻。

崔君夸药力，经冬不衣绵。

或疾或暴夭，悉不过中年。

唯予不服食，老命反迟延。

诗中列举了诸多服用各种丹药的名人，这些人均服用丹药以求长生，却都没能活过中年，白居易自己没有服用任何丹药，反而实现了长寿的愿望，这是对古人过度追求炼丹服石的一种辛辣的讽刺！

唐代以后，外科成了丹药的主要用武之地。外科丹药主要以汞、硝、矾等矿物质为主要原材料，经过高温加热后炼制成丹药用来治疗疮疡。如唐代孙思邈在《千金翼方》中炼制"水银霜"来治疗皮肤病。

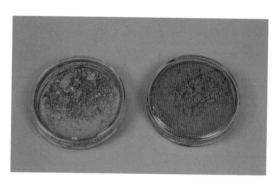

黄降丹　红升丹　北京中医药大学中医药博物馆藏

唐代王焘在《外台秘要》中记载了"范汪飞黄散"和"广济飞黄散"，都是矿物药物炼的丹方用来治疗疮疡。根据外科丹药的炼制材料和功效，常常以"升丹"和"降丹"来命名。升丹中最常用的是红升丹，属于氧化汞一类，黄升丹也属于此类，功用与红升丹一样，只是在炼制过程中由于温度的差异而出现了不同颜色。降丹中常用的是白降丹，属于氯化汞一类。无论升丹还是降丹，均有去腐生肌、燥湿杀虫等功效。其中，降丹祛腐的力量更强；升丹回阳力量更强，能够更有效地脱腐生新，促进创口愈合。此外，还有一些其他的配方，如太乙小环丹，属于硫化汞一类。虽然丹药的名称及种类繁多，但大多数丹药还是以汞的氧化物、氯化物或硫化物等为主。目前各类丹药仍然在外科临床上发挥着重要作用。

尽管在历史的长河中，人们曾经因错误地服用丹药而出现不良后果，但是，炼丹术作为中国古代的重要发明，其中蕴藏着丰富的化学知识，成为后世化学药物发展的先驱。

6. 清宫锭子

朝珠是清代官员朝服上佩带的珠串，挂在颈项，垂于胸前。紫禁城里藏着各式各样、各种材质的朝珠。宫里的物件儿，注定与众不同！其中，有一串朝珠带着微微药香，那是一串紫金锭朝珠。什么是紫金锭？是金子做的朝珠吗？为什么会有药香？

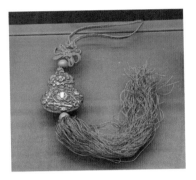

金锭是古代金子制作的流通货币，而紫金锭则是一种中成药的药名。早在宋代王璆所著的《百一选方》中就出现了"紫金锭"的名称。"锭"指药物的形态。古人根据金、银锭的样式制成模具，再把药物压制成金银锭的形状。为了将药物压制成形，要先将不同药物研成极细的粉末，然后加入蜂蜜、糯米粉等黏合剂，将药粉调好后放在模具中压制、放干。锭剂非常坚实，不仅保存持久且便于携带。由于锭剂不易溶化，内服时需要先用开水化开再服用。外用时也是用水、酒、醋等研磨后外敷。

早期的锭剂主要用于治疗外科疔疮，明清以后锭剂因为易于保存和携带，逐渐发展成内外兼用的药剂。明代《徐霞客游记》中就有记载："是晚，予病寒未痊，乃减晚餐，市酒磨锭药饮之。"记载了服用锭剂的过程。

锭剂也被称作"锭子

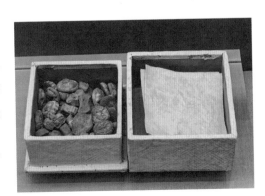

清　八宝太乙紫金锭　摄于故宫博物院

药"，其质地坚硬，可以被压制成各种各样的形状，不仅有防病治病的药用价值，还可以兼作饰品。清宫中就有仿植物形态的锭子药，如蒜头、葫芦、树叶、萝卜等；也有制成宗教人物的锭子药，如张天师、十八罗汉等；还有仿祭祀法器的轮、螺、花、鱼等。锭子药一般在每年端午节前开始制作，因此锭子药的形态常常与端午习俗有关联。端午在古人心目中是毒日，人们非常重视如何能平安度过端午，于是从中衍生出避五毒等习俗，这些习俗和形象也被制成锭子药的样式，被赋予了驱邪避疫的内涵。更为精致的锭子药上会雕刻有鹤纹、凤纹等图案，并配以翠珠、丝结或丝穗。故宫还藏有把药锭做成寿字纹圆珠的朝珠、念珠等。有的锭子药会用到中国传统金银首饰制作工艺中的"点翠"。翠，指翠鸟的羽毛。点翠是先用金或镏金的金属做成不同图案的底座，再把翠鸟背部亮丽的蓝色的羽毛仔细地镶嵌在底座上，制成各种首饰器物，故宫收藏的紫金锭朝珠上就有点翠。

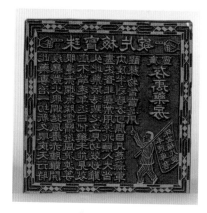

民国　德寿堂珠宝梅片锭仿单
北京中医药大学中医药博物馆藏

清宫里的锭子药，不仅仅是精雕细刻的艺术珍品。紫禁城内极其讲究的宫廷生活方式，赋予了锭子药精致的外形；中医药千年积淀的经验，赋予了锭子药神奇的疗效。同时，清宫锭子药的赏赐定例也使它成为帝王用来联络君臣感情、安抚戍边将士的"利器"。清代统治者非常关注边疆驻军，无论战时还是战备，将士们的身体健康都时刻受到政府的关注。赏赐药品是朝廷的定例，既能稳定军心，又能防病祛灾，保存军力。从雍正时期开始，清宫就有赏赐紫金锭的定例。清代名将岳钟琪在奏谢御赐紫金锭等物的奏折中写道："仰体皇仁广布圣泽，凡官兵疾痛，谨遵方单配引发药，随服立应，三军之士无不感颂皇恩。"雍正十年（1732年）冬，朝廷派兵征剿贵州苗民，第二年开春后，由于当地多雨潮湿，有很多士兵生了疮疖，用锭子药贴敷后，取得了良好效果。于是，雍正十一年三月，广西提督张应宗具折恳请再赐锭子药，雍正迅速降旨："赏给广西提督张应宗各种锭子药、平安丸，钦此。"要求办理军需事务的大臣立刻发送。

7. 香药之路

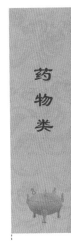

1973 年 8 月，福建泉州湾发掘了一艘宋代海船，船舱中出土最多的是香料和胡椒等药材，泉州当地的老药工称之为"南路货"。两宋时期泉州海外交通贸易发达，在海运贸易中占相当大比重的就是香药贸易。因此，有学者提出，古代阿拉伯地区与宋代的商业交通路线，也可以说是一条"香药之路"。

香药是香料药物的简称，又分为动物性香药和植物性香药两类。动物性香药包括某些动物的性腺分泌物（麝香）或病态分泌物（龙涎香）等；植物性香药种类繁多，涵盖了芳香植物的花、叶、果实、种仁、根茎、树脂或分泌物等。

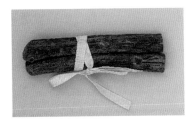

宋代　檀香

西方历史学之父希罗多德曾称赞："整个阿拉伯都发出极佳美的芬芳。"阿拉伯半岛盛产香料，当地人民经过生活中的长期观察，积累了丰富的香药知识，形成了早期阿拉伯民族的香药文化。至今，阿拉伯半岛上的一些酋长国仍有给远道而来的客人熏香、洒香水的习俗。早在公元前，香药就是阿拉伯半岛的主要出口产品。古埃及曾经从阿拉伯进口大量乳香，用来涂敷木乃伊以防腐。公元前 12 世纪，古埃及法老拉美西斯三世还专门修建了一座香药库来贮藏香药。由于香药的巨大利润，阿拉伯商人不惜

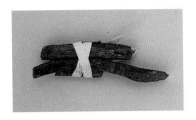

宋代　沉香

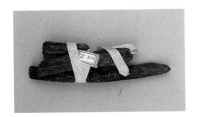

宋代　降香
北京中医药大学中医药博物馆藏

99

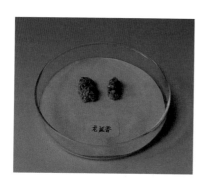

宋代　龙涎香
北京中医药大学中医药博物馆藏

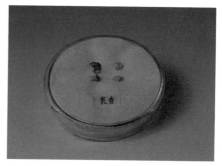

宋代　乳香
北京中医药大学中医药博物馆藏

长途跋涉，把产自阿拉伯半岛乃至于东南亚的香料贩运到中国。

自魏晋南北朝时期开始，大批阿拉伯商人将薰陆香、郁金香、苏木、青木香等贩卖到中国。此后，随着香药的大宗输入，进口到中国的香药品种逐渐丰富，包括乳香、龙涎香、檀香、丁香、安息香、降真香、沉香、龙脑、苏合香油、蔷薇水、麝香、没药等，既有香药的原料，也有成品或半成品。据不完全统计，唐代进口到中国的香药已有二百余种，占当时全部舶来品数量的一半以上，以至于后来"香药"成为进口货物的代名词。自唐至宋，政府对香药进口都极为关注。为了便于管理，唐政府最早专门设置了市舶司，宋朝也仿唐制设置此机构，专门对海港贸易进行管理。据《诸蕃志》记载，当时凡"番商贸易至，舶司视香之多少为殿最"。宋金元时期是阿拉伯香药输入中国最鼎盛的时期，据《宋会要辑稿》记载，香药税收是宋政府最重要的财政收入，税率甚至达到40%。

香药进口到中国后，对中国人的生活、饮食、习俗、建筑、医疗、宗教活动等都产生了一定的影响。

唐宋时期，熏香风气已十分兴盛，从祭祀、典仪乃至日常生活，皆有焚香的习俗。在居室中焚香，可以消除浊秽之气，贵族官僚们更是把焚香看成是一种奢侈而又雅致的享受。唐代贵族间甚至出现过"斗香"的情况。据《清异录》记载，唐中宗时期，名仕之间经常各自携带名香比试优劣，官员中也有"骑乘宝马，服饰熏香"的风气。当时有个叫柳仲郢的官员，因为"厩无名马，衣不熏香"而被世人嘲笑，

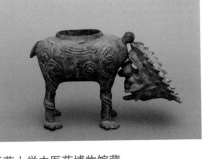

明代　独角铜熏　北京中医药大学中医药博物馆藏

认为他行为反常。由此可见，熏香在士大夫群体中是极为普遍的行为。到了宋代，随着香药进口的增加，平民百姓也开始大量使用香料，民间的各种节日，从清明节、浴佛节、端午节、七夕节，到除夕夜，百姓都会设香桌焚香列拜。

饮食中自然也少不了远道而来的"香药"。自唐宋以后，随着香药的大量进口，香药成为主要的调味品。宋代林洪在他的饮食文献《山家清供》中就记载了用梅花与檀香一起制作的"梅花汤饼"，用莳萝、茴香等作为调料制作的"满山香"等。此后，香药食品样式越发繁多，两宋时期，小商贩所卖的饮食中就有香药果子、香药小元儿、香药灌肺、二色灌香藕、香药韶姜、麝香甘蔗、沉香藕花、麝香豆沙团子、香药木瓜等。尤其，香茶自宋代开始流行，至明代已经有相当多的种类，其中的熏制香茶就是将茶叶与香料一起放进密封的罐子里，窨三天以上，窨的时间越长，香味越浓厚，成为我国茶文化的重要组成部分。

香药历来都是美容佳品。唐代仕女们从洗脸用的澡豆，涂脸用的面脂，敷脸用的香粉，到化妆用的唇膏都含有香药的成分。《千金翼方》中就记载了一些美容香粉的配方，其中"香粉方"中就有白檀香、沉香、青木香、鸡舌香、零陵香、丁香、麝香等进口香料。古代的口红叫作"口脂"。唐代的口脂甚至有紫色、肉色、红色三种，与现代口红相比毫不逊色。因为口脂中多配有檀香，所以唐诗中也常把美女之唇称为"檀口"。

此外，自香料大量进口以后，从皇室到贵族都竞相在建筑中大量采用芳香木材。据《新唐书》记载，唐玄宗在皇宫内建有沉香亭。奸臣杨国忠甚至建造"四香阁"，"用沉香为阁，檀香为栏，以麝香、乳香筛土和为泥饰阁壁"，极为奢靡。

香药的传入丰富了传统中医药学的内容。已知最早的药物学专著《神农本草经》中记载了阿拉伯香药肉豆蔻，至唐代国家药典《新修本草》，所记载的阿拉伯香药已有二十余种，宋代《本草图经》中阿拉伯香药增加到三十余种，到了明代的《本草纲目》，记载阿拉伯地区的香药达到八十余种。唐代还出现了专门记载外来香药的本草著作《海药本草》。这本书的作者李珣就是一个波斯香药商的后裔，他的弟弟李玹就是以贩卖香药为业。李珣在《海药本草》中记载了五十余种外来香药，其中产自阿拉伯地区的有龙脑、乳香、丁香、小茴香、没药等十五种。

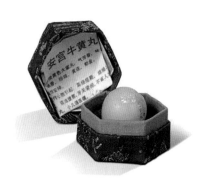

安宫牛黄丸
北京中医药大学中医药博物馆藏

由于香药具有独特的气味和药性，随着香药的传入和应用，中国医家从中医药学角度总结了香药的药性理论和主要功效，主要包括辟秽防疫、扶助正气，芳香疏泄、解表散邪，促进运化、悦脾开胃，宣化湿浊、疏通气机，温中助阳、祛寒止痛，行气活血、消肿散结、开窍醒神等。大家所熟知的安宫牛黄丸中就有麝香、冰片等香药，取其芳香化浊的作用。此外，香药在外科疾病的治疗中应用极为广泛，许多外科疾病的治疗方剂中都含有香药，其中乳香、没药、血竭、冰片最为常用，主要取其活血化痰、敛疮生肌、消肿止痛的作用。

然而，两宋时期医学界大量使用香药也引发了后世医家的一系列争议。《太平惠民和剂局方》（以下简称《局方》）是我国历史上第一部由政府颁布的中成药药典，它既是两宋时期的配方手册，又是用药指南，在中医方剂史上具有重大影响。受宋代好用香药风气的影响，《局方》中的方剂明显有喜用芳香温燥药的特点，书中单以香药命名的医方就不下六十余种。正因如此，遭到后世许多医家的批评。元代医家朱丹溪在其撰写的《局方发挥》中对滥用香药的风气提出批判："不思香辛升气，渐至于散，积温成热，渐至郁火，……将求无病，适足生病；将求取乐，反成受苦。"他认为，香药气味辛香，其性温热燥烈，阴虚体质者应该慎重使用香药，而且香药善走窜，擅长破气消滞，不适合用于益气养血及补虚。尤其，久服、多服辛温香燥的香药还容易伤及人体的脾、肾及元气。自朱丹溪提出异议后，滥用香药的风气得到了缓解。

经过时间的积淀，目前医学界已对香药有了更加深刻全面的认识，香药完美地融入了中医药体系，成为中医药体系中的重要组成部分。

8. 衣带飘香

明末清初，画家陈洪绶绘制了一幅《斜倚熏笼图》，描绘了一位贵族女子斜倚熏笼的画面。什么是"熏笼"？西汉扬雄在《方言》中记载："篝，陈楚宋魏之间谓之墙居。"晋代郭璞注："今熏笼也（熏通熏）。"东汉许慎的《说文解字》中也记载："篝，笭也。可熏衣。从竹，冓声。宋、楚谓竹篝墙以居也。"由此可见，篝、墙居、竹篝均指熏笼，是古代用来熏香衣物的器具。

早在先秦时期，就已经出现用香味植物来熏染居室或容器的做法。《韩非子》中"买椟还珠"的故事这样描述："楚人有卖其珠于郑者，为木兰之柜，薰桂椒之椟。"香薰衣物的做法大致出现在战国秦汉之际，到汉代已经比较普遍。

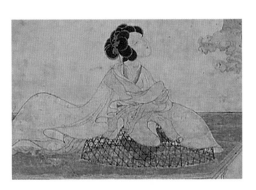

明末清初　陈洪绶《斜倚熏笼图》

湖北荆州包山楚墓曾经出土了一件熏笼，高 17.3 厘米，直径 15.2 厘米，用细竹篾编成六角形的空花，出土时笼外尚残存有薄纱的痕迹。

湖南长沙马王堆汉墓中也出土了两件熏笼，大熏笼高21厘米，小熏笼高15厘米，笼外覆盖有细绸，就像一个倒扣的大碗。熏笼一般用竹篾编成，竹编的网格缝隙较大，易于烟雾扩散。我国江南地区盛产竹子，因此竹子成了古代制作各种生活器具和家具的重要材料，经久耐用。熏笼的底部常以细绢或纱裹缠，可以筛去烟雾中的杂质，设计精致巧妙。汉代竹制的熏笼一般配合熏炉使用。河北满城中靖王刘胜墓中，就出土了"熏炉"与"竹笼"相互搭配使用的提笼式熏炉。河南密县打虎亭东汉墓，北耳室北壁石刻画像中有一个头裹布巾，面向西盘坐于席上的人，此人面前放置一个圆顶形笼状物，笼上放有衣物，形象地描绘了汉代衣服熏香的画面。

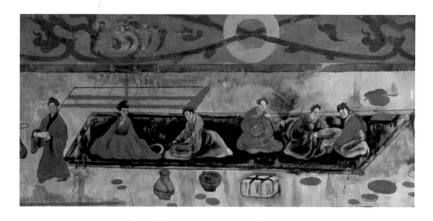

东汉晚期　河南密县打虎亭汉墓壁画

随着社会的发展，熏笼也逐渐精致，材质多样化，既有彩色的陶器、漆器、瓷器，也有铜器和金银器等，但竹编熏笼始终都是最常用的材质，一直沿用到清代。隋唐时期的瓷熏笼将熏炉与熏笼合二为一，设计更为精致。陕西长安县丰宁公主与韦圆照合葬墓出土瓷熏笼，高21.5厘米，笼眼是镂空的花样纹理和窗棂样的竖条纹，出土时，内里还残留灰白色团状香粉屑，尚有一丝余香。除材质更为丰富外，熏笼的样式也随着用途的增加而更为精巧。据《东宫旧事》中记载："太子纳妃，有漆画手巾熏笼二、又大被熏笼三、衣熏笼三。"这说明，当时的熏笼针对不同的服饰，有不同的规格，小的用来熏手巾，大的用来熏衣服、被褥等。不仅式样繁多、功用各异，也反映出贵族生活的奢华。

赏文物话中医
医药文物说解

古人向往雅致的生活，除外在装饰外，还希望能够衣带飘香，追求嗅觉上的享受。体香能刺激人的感觉器官，给人以美好的印象，人们不仅佩戴香囊，还口中含香、喷撒香粉。要说效果最好的，还是将衣物熏香，这能够使香气更加持久。汉代，香熏衣被已经成为宫廷中的制度，《后汉书》中记载："尚书郎伯使一人，女侍使二人，皆选端正者。伯使从至止车门还，女侍史絜被服，执香炉烧熏，从入台中，给使护衣服。"有专门的宫女从事熏香衣物这项工作。唐代诗人王建在一首《宫词》中也写道："每夜停灯熨御衣，银熏笼底火霏霏。遥听帐里君王觉，上直钟声始得归。"这首词描写了宫里负责整理衣物的宫女，深夜在烛光里忙着为帝王熏香、熨衣的情况。民间也流行着熏衣的习俗，唐代元稹在《白衣裳》中有"藕丝衫子柳花裙，空着沉香慢火熏"的诗句，描写了用沉香熏衣服的场景。

　　作为生活中的常用器物，熏炉与熏笼不仅能熏香烘物，还能暖被温体，给寒冷的冬季带来些许暖意。熏笼是寒冬里的宝器，在熏衣暖被的同时，还可以使被褥带有香气，使人心旷神怡，有助眠的作用。唐代牛峤的一首《菩萨蛮》就描绘了"熏炉蒙翠被，绣帐鸳鸯睡"的闺房情景。寒冬，在熏笼上熏香烘暖被子，是富贵人家卧室里的常景。熏笼香气氤氲，能烘干衣物、温被暖衣，也是一种卧具。唐代白居易《后宫词》有"红颜未老恩先断，斜倚熏笼坐到明"的描写，王昌龄《长信怨》中也有"熏笼玉枕无颜色，卧听南宫清漏长"的无奈，两首诗都描写了深宫中凄凉寂寞的深夜，女子形只影单，用熏笼取暖，卧听宫漏，寂寞惆怅的情景，悲切中唯有熏笼带来的一丝暖意与慰藉。

　　熏香衣物，不仅能使衣物闻起来令人心旷神怡，还有防疫和驱虫的作用。南朝范晔所著《和香方序》中写道："麝本多忌，过分必害；沉实易和，盈斤无伤。零藿虚燥，

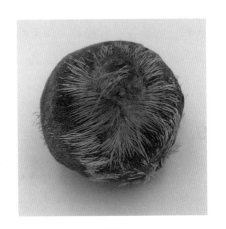

麝香
北京中医药大学中医药博物馆藏

詹唐黏湿。"介绍了各种熏香的特点。最早记录熏衣香方的是东晋葛洪的《肘后备急方》，书中记载："沉香一片，麝香一两，苏合香蜜涂，微火炙，少令变色，白胶香一两，捣沉香令破，如大豆粒，丁香一两，亦别捣，令作三两段。捣余香讫，蜜和为炷，烧之。若熏衣，着半两许。又藿香一两，佳。"此后，沉香、麝香、苏合香、白胶香、丁香等，成为后世香衣方的主要配料。

　　唐代熏衣香的制作与使用都更为精细。孙思邈在《千金要方》中记载了五首熏衣香方，在《千金翼方》中具体描述了熏衣香丸的制作过程："燥湿必须调适，不得过度，太燥则难圆，太湿则难烧，湿则香气不发，燥则烟多，烟多则惟有焦臭，无复芬芳，是故香复须粗细燥湿合度，蜜与香相称，火又须微，使香与绿烟而共尽。"分别从粗细适中，燥湿适度以及杂质多少的角度，详细说明了如何提高熏香的品质。王焘在《外台秘要》中记载香体熏衣方十首，提出要慢火微熏，这样才能使香气渗透衣物，不仅能令人举步皆香，还能防蛀。香料燃烧产生的烟雾，可以去掉衣服被褥中的虱子跳蚤，减少蚊虫对皮肤的叮咬。

　　香料大多具有辛香走窜之性，能开窍醒神、疏通经络、活血止痛，还有芳香醒脾的功效。明代养生家高濂在《遵生八笺》中提出"焚之以助清气"。熏香能促进气血的运行，升清降浊，芳香辟秽，怡养性情，使人精神愉悦，还能祛湿杀虫。不同的香料有不同浓度的香气，一般麝香、苏合香之类香气浓郁的香料通畅经络的作用会更强，而香气较淡的香料，如菊花、甘松等，作用相对缓和，更适于愉悦心情。熏笼熏香，是古代的一种生活方式，也是一种防治疾病、摄养心身的芳香疗法。

9. 中药东渡

　　日本奈良的东大寺内有一座正仓院，始建于公元八世纪中期。日本奈良时代天平胜宝八年（756年），圣武天皇（701—756）去世，光明皇后将圣武天皇留下的珍宝奉纳于东大寺的正仓院中。目前，原建筑物中只保留下来一座，被称为"正仓院宝库"，自明治后期该处划归皇室专有，由主持皇室事务的"宫内厅"管理。正仓院内收藏有乐器、地图、文具、玩具、兵器、食具、药物、服饰品、收纳用具等各类的宝物9000余件，其中有400多件是中国盛唐时期出口到日本的艺术珍品。正仓院内还收藏了60多种唐代的中药材，距今已有1200多年的历史。据说这些药材与中国唐代高僧鉴真赴日有关。

　　鉴真（688—763年），俗姓淳于，广陵江阳县人（今江苏扬州），唐代著名高僧、医学家。鉴真被日本人民誉为"过海大师"，是历史上中日文化交流的使者。佛教传入中国后，历经魏晋南北朝时期的发展，在隋唐之际进入全盛时期。鉴真就出生在一个信奉佛教的家庭，他的父亲跟随扬州大云寺智满禅师受戒学禅。长安元年（701年），鉴真随父亲在大云寺出家，跟随智满禅师受戒为沙弥。唐神龙元年（705年），鉴真跟随道岸律师（长于持律者为律师）受菩萨戒，唐景龙元年（707年）又经洛阳赴长安，跟随弘景法师受具足戒。巡游两京、屡从名师受教的经历，使鉴真眼界大开，学识增长。

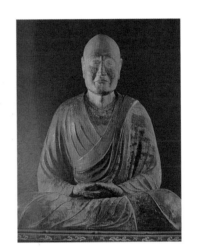

鉴真大师塑像

唐开元元年（713年），鉴真返回扬州。此后数十年间，他在淮南地区修建寺庙四十余座，并在当地讲律、施医、筑塔、造桥，获得很高的威望，成为江北淮南地区"独秀无伦，道俗归心"的得道高僧。

　　研究佛学的同时，鉴真还钻研医药学知识，积极参加寺庙的治病救灾活动。鉴真曾经主持过扬州龙兴寺和大明寺内的悲田坊。他开办药圃，亲自制作丸、散、膏、丹等药物，对贫病者施舍医药。在施医舍药的同时，鉴真也学会了辨识药物的技巧。扬州大云寺作为当地颇具影响的寺院，是施医送药的名寺，寺中的高僧大多精通医术，在这样的环境下，鉴真积累了丰富的医药知识，医术日益精进。唐天宝元年（742年），鉴真东渡，此行不仅为了传戒，也把中国的医药学传播到了日本，被日本人奉为医药始祖。一直到日本江户时代，日本民

107

间还将鉴真誉为日本的"神农"，药袋上还印有鉴真的图像。

东渡前，鉴真提前采办了大批名贵药材。有文献记载，鉴真除了采买大量香料药材外，还购置了大量益智仁、大黄、紫草、槟榔、苏木等药材，以及不同形式的药壶、药罐、药碗等容器。当时，日本的医药发展比较落后，尤其医家很难辨别中药材的真假，伪劣药材充斥市场，误食、误用情况比较常见，有时还会造成误食毒药的医疗事故。日本朝廷特意请鉴真甄别各种药材的真伪，请他教授辨识药材的方法。与此同时，鉴真还把中药的炮制技术、药物配方及收藏、应用等技术也传授给日本医家，促进了日本汉方医学的发展。

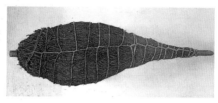

远志

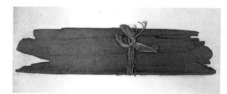

桂心

日本正仓院藏唐代药物　资料来源：《中国医学通史》

为传授中医药知识，鉴真开设讲坛，广招门徒，他的大弟子法进精通医药，在鉴真的指导下传授医药知识。据记载，法进曾在日本大安寺讲授医学，其中有一药方便是当时传授的：若有患胃寒病者，可用陈柳、陈皮、陈干姜各三大两，研成细末，和蜜为丸，丸如指大，每日早晨服之，此药称"三陈丸"。如果将一小片生姜捣碎，和美酒一升煮热，服一两次疗效也甚好。此外，鉴真还曾治愈光明皇太后及圣武天皇的病，在日本医药界享有崇高的威望。据说，日本东、西两大寺的必备药方奇效丸、万病药、丰心丹等都是鉴真带到日本的方子。直到现在，日本部分地区还在沿用，几乎成为民间常备药。正仓院中所藏中药材也包括鉴真东渡时携带的药材。可以说，他对中国医学在日本的发展作出了重要贡献。

　　中国医药传入日本始于公元 5 世纪。公元 562 年，吴人智聪首次将中国医学书籍带到日本。隋唐时期，中日医药学交流来到繁盛时期，中国医书大量输入日本，日本政府也曾派许多留学生到中国学习。此外，日本还仿效唐制，制定医药律令，并规定医学生必修《素问》《针灸甲乙经》《伤寒论》《新修本草》等中国重要的古典医籍。在中国医学的影响下，古代日本的医学开始逐渐发展。中国医学在传入日本后被称为"汉方医学"或"东洋医学"。汉方医学主要在中医学的基础上发展而来。汉方的治疗方法以草药为主，但也包括传统的中医治疗手段，如针灸、按摩等。时至今日，汉方医学依然是日本重要的传统疗法。

10. 药铺春秋

　　中国民间的医药商业活动开始于先秦时期，隋唐以后逐渐发展，宋金元时期民间出现各种特色药铺，至明清时期，民间医药商业已发展至一定规模，有些药店历经数百年而不衰，成为著名的老字号。

　　中国早在春秋战国时期就已经有民间医生出现。西周时期，周天

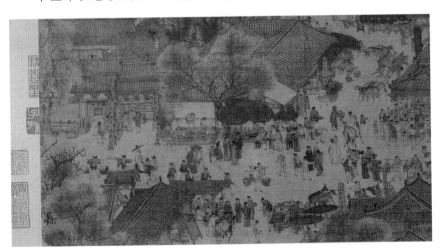

北宋　张择端　清明上河图赵太丞医家（复制品）

子以医行仁政，曾经派巫官去民间救济贫病交加的百姓，即将巫医下放到民间为民施医用药。东周时期，民间出现了一批杰出的医生，如扁鹊、医缓、医和等，他们行医于乡里，造福民间百姓。自古以来，我国医药不分、师徒相传，行医者兼售卖药材。这些早期的民间医生行走于乡里，所使用的药物也多为自带药材或自制丸散。后来，有一些技术高超的医生不用四处奔走行医，便会有患者慕名上门求医，逐渐形成了坐堂医师。这些医师为了方便行医，便自己开起药铺，既方便患者就诊，又能获得更多利润，成为我国早期民间医药商业行为的开端。

　　宋金元时期是民间药铺迅速发展的重要时期。宋代中药业较发达，除官办的惠民药局外，在汴京（今开封）和临安（今杭州）开设的私营药铺都为数不少，据孟元老《东京梦华录》卷三"马行街北诸医铺"中记载："马行北去，乃小货行，时楼大骨傅药铺，直抵正系旧封丘门，两行金紫医官药铺，如杜金钩家、曹家，独胜

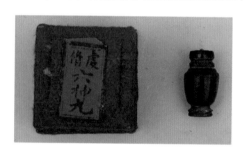

民国　雷允上六神丸
北京中医药大学中医药博物馆藏

元；山水李家，口齿咽喉药；石鱼儿、班防御、银孩儿、柏郎中家，医小儿；大鞋任家，产科。"此外，《东京梦华录》中记载的医药铺还有张戴花洗面药，国太丞、张老儿、金龟儿、丑婆婆药铺，盖防御药铺，孙殿丞药铺，宋家生药铺，李生菜小儿药铺，仇防御药铺，下马刘家药铺……可谓大街小巷遍布医家药铺。这些药铺各具特色，还有了各自分工，有专卖小儿药、齿药、眼药或产药的，有专卖圆（丸）药或丹药的，有专卖生药或热药的，当时还有把食品（如糖、蜜、干鲜果）同药物掺和一起做成食药出售的。由于北宋的医药事业非常兴盛，便出现了所谓"病福"之说。"病福"即看病者之福的简称，这种说法正是由于东京汴梁药铺众多，药品种类齐全，患者就医买药方便等诸多有利条件使然。《铁围山丛谈》中曾经用"马行（街）南北几十里，夹道药肆，盖多国医，咸巨富"来总结宋代民间医药商业的繁荣景象。元朝时期，虽然几经战乱，一些地方的民间药业已不如宋代繁盛，但民

间药铺的生意依然十分兴隆，如杭州民间药业繁荣，杭州城中药铺较著名的有蒋正斋药室，夏应祥的寿安堂药室和潘氏中和堂等多家，城内还有卖杖丹膏和胎骨丸的药铺。

明代中后期，资本主义开始萌芽，在此条件下，民间药铺经营日趋繁荣，其中一些药铺（含中药作坊）由于经营有方，历经数百年而不衰。这些药铺除供应饮片，还自制成药，其中名气较大的药铺有创于明永乐年间（1405年）的北京鹤年堂，创于1600年的广州陈李济，创于1637年的武汉叶开泰药室，创于1669年的北京同仁堂，建于1734年的苏州雷允上诵芬堂老药铺，创于1874年的杭州胡庆余堂等。这些老药铺重视药品质量，讲究信誉，受到群众信任，有的至今还享有盛誉。到清朝时期，各地较大的乡镇均开设了药铺，穷乡僻壤都设有小药摊，构成了一张十分密集的药铺营销网。

民国时期，受到西方医药管理制度的影响，政府重视对药品销售市场的管理，针对民间药店的管理建立了药品管理机构、制定公布法规文件，对从业人员的资格进行审查，检查药商、药摊，颁发执照，查处伪劣药品，对生产、销售、使用药品均起了积极的作用，对民众的健康有一定的保障作用。随着社会、

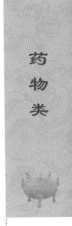

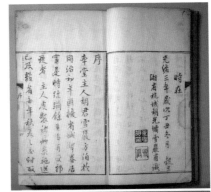

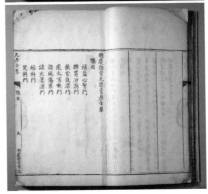

民国　胡庆余堂药目
北京中医药大学中医药博物馆藏

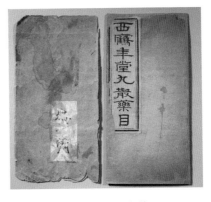

民国　西鹤年堂药目
北京中医药大学中医药博物馆藏

经济逐渐开放，交通运输不断发展，传统老字号药店借此机会改良工艺、迎合市场发展的需求，为新中国成立后中成药的发展奠定了坚实的基础。

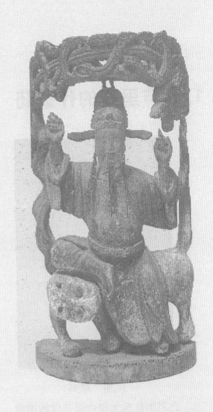

五、文化类

　　中医药根植于中华传统文化，中医典籍带有浓厚的古典文学色彩，中医术语中蕴含着深厚的文化内涵，医药典故的背后是特定的历史渊源，这些中医药里的文化烙印是中华文化传承中重要的组成部分。

1. 葫芦里卖的什么药

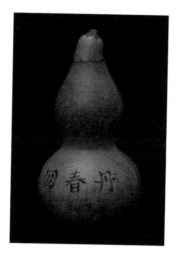

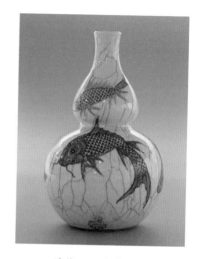

民国　葫芦
北京中医药大学中医药博物馆藏

清代　五彩葫芦瓶
北京中医药大学中医药博物馆藏

据《后汉书》记载：东汉时期，费长房是河南汝南集市上的一个小官员。有一天，他看到一位竹杖上挂了葫芦的老人在市集中卖药，上前询问后得知老人叫壶翁。由于壶翁医术高明，有起死回生之术，费长房便格外关注这位老人。他发现每当天黑散街之后，壶翁就消失不见了。费长房觉得很奇怪，为了弄清楚壶翁的来历，一天散市后，他悄悄跟在老人身后，发现壶翁在离市场不远的树林里跳入随身携带的葫芦中便消失不见了。第二天，费长房便以酒款待壶翁想问个究竟，壶翁高兴地邀他一起进入葫芦中，只见这葫芦里布置得整齐华美，摆满了佳肴美酒。于是，费长房便拜壶翁为师，学习医术。后世据此将"悬壶"作为行医的代称。

正是这则典故，使葫芦成为后世行医者的招幌。同时，葫芦本身也非常实用。在古代，用葫芦保存药物比其他的容器如铁盒、陶罐、木箱等更便于携带，且它有很强的密封性能，潮气不易进入，可以保持药物的干燥，是医家走街串巷看病时随身携带的必备品，因而民间又有"葫芦里卖的什么药"的俗语。

北京中医药大学博物馆藏有一串清代的青铜串铃，串铃的直径15厘米，厚5.5厘米。串铃表面铸有八卦的符号，串铃内部是中空的，里面有四粒铜珠，晃动时会发出响声。这串铜串铃是用来做什么的呢？它可是古代民间医生的必备品，也是医生身份的象征。古代民间医生走街串巷为人诊病，但又有"医不叩门"的说法，所以为了吸引人们的注意力，民间走街串巷的医生常常摇响串铃，告诉人们附近有医生诊病。因此民间称这些人为"铃医"，或者"草泽医""走方医"。

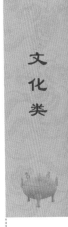

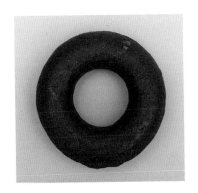

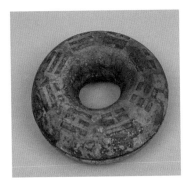

清代　串铃
北京中医药大学中医药博物馆藏

清代　八卦纹串铃
北京中医药大学中医药博物馆藏

串铃还有一个别名，叫"虎撑"。相传唐代名医孙思邈曾经医治过一只受伤的老虎，老虎的喉中卡了一根骨头，孙思邈为了帮老虎取出喉中的骨头，便请铁匠打了一只铁环，用它撑住虎口，再用手从铁环中伸进虎喉，把骨头取出。此事传出后，民间医生为了显示自己也有名医孙思邈那样的医术，手里也都拿着这样的铁环，作为行医的标志。尽管如此，铃医们在经过药店门口时都不能摇动虎撑，因为药店里都供奉有孙思邈的牌位，倘若摇动，便有不敬师祖之嫌，为同行所不齿。

与儒医群体著书立说不同，中国历史上存在着比儒医多得多的民间铃医，他们每天都要肩背药箱，不避寒暑地游走于乡间为百姓诊治疾病。铃医多无固定诊所，治疗上多用针灸、拔火罐和单方、秘方，

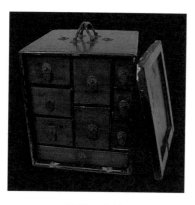

民国　药箱
北京中医药大学中医药博物馆藏

治病常常"取其速验，不计万全"，但也有"使沉疴顿起，名医拱手"的惊艳之作。清代学者赵学敏曾经与铃医赵伯云合作撰写《串雅》一书，其中提到，走方医有三字诀：一曰贱，药物不取贵也；二曰验，以下咽即能去病也；三曰便，山林僻邑，仓卒即有。尽管铃医多为儒医们所不屑，但铃医的诊疗技术也是我国民间医学的重要传承体系之一。

2. 甲骨上的医学档案

甲骨文是迄今为止中国发现的最早的古文字，它的发掘不仅揭开了中国历史上尘封已久的商代往事，也使中华民族从此找到了文字的源头。同时，最早关于古代医学资料的文字档案就记载在甲骨文中。

清朝末年，河南安阳小屯村一带的农民像往常一样，在翻耕土地时，常常刨出一些无字或有字的甲骨片来，当地农民认为这种东西就是中药"龙骨"。因此，当人们翻到甲骨片时就随手一扔，攒到几片时便以几文钱的价格卖给中药店；或者把它研成粉末，作为"刀尖药"，用来治疗刀伤。这种情况一直持续到19世纪末。直到1899年的一天，清代金石学家王懿荣因患疟疾而服用中药，药方上一味叫"龙骨"的药材引起了他的好奇。为了看个究竟，王懿荣便去翻看药渣，但是，他却什么也没有看到，因为龙骨在药房里就已经被捣碎

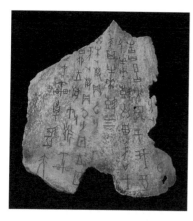

甲骨片（复制品）
北京中医药大学中医药博物馆藏

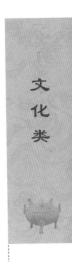

了。后来，王懿荣特意让家人从药店里买回了完整的龙骨，经过再三翻看，他竟发现"龙骨"上有许多人为刻上去的"符号"。这引起了王懿荣的极大兴趣，经过初步比较、研究，他推断这些"符号"有可能是比古篆文还早的文字。为了进一步研究，他专门派人去鹤年堂将"龙骨"全部买了回来。"龙骨"上的秘密逐渐被破解！

中药"龙骨"上刻写的正是"甲骨文"。"甲"就是乌龟的甲壳；骨一般是牛骨，也有少数刻在羊、猪、鹿以及其他动物的骨头上，选用的骨头多为肩胛骨，又称扇子骨。因其是刻在龟甲和兽骨上的文字，所以称之"甲骨文"，也称"卜辞文字""契文"或"殷墟文字""甲骨刻辞"。甲骨文大约产生于公元前 14 世纪到前 11 世纪中期，即商代后半期，是商王盘庚迁都到殷以后到商纣王帝辛灭亡的时期，记载了商朝许多重要的史料。商代盛行巫蛊之术，商代人认为生活的一切都要听从上天的旨意，商代贵族主要依靠占卜的结果来举行各种活动，或者做出各种重大决定。于是，人们把龟甲或兽骨经过加工、磨光、压平，在甲片的背面凿出一条条小长槽，再在槽边钻一个个比槽稍小一点的圆形穴，但并不穿透。占卜的时候，巫用火烤炙这些凿好的圆穴，这样正面相应部位就会出现不同形状的裂纹，叫作"卜兆"。这时，巫会根据"卜兆"的长或短、倾斜的形状来判断所占卜的事情是凶还是吉，并把占卜的结果刻在"卜兆"的边上。由此可见，甲骨文其实是商代王室记录占卜活动的文字，内容涉及田猎、战争、年成、气候、疾病等很多方面，它真实地反映了三千多年前商代的社会面貌。甲骨文的出现填补了中国文字早期历史的空白，为研究汉字的起源和初级形态提供了宝贵的资料。

甲骨文中有许多关于人体和疾病的记载，殷墟出土的甲骨 16 万余片，其中与疾病相关的有 323 片，415 辞。

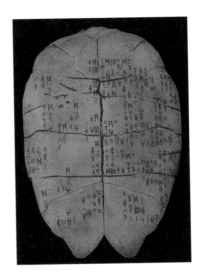

甲骨片（复制品）
北京中医药大学中医药博物馆藏

117

其中，涉及问孕育的卜辞很多，包括是否怀孕、什么时候分娩、是否顺利，以及预测分娩时间等。

甲骨文中包含有大量的象形、会意文字，从文字的形体上，可以看出商代人对人体已有一定的认识。如：

〗：耳，像耳的轮廓。

𝕎：目，像人的眼睛。

𝕊：鼻，像人的鼻子。

𝕌：口，口腔的象形。

𝕊：舌，如舌从口中伸出状。

𝕄：齿，像牙齿从口中露出。

甲骨文中还有内脏器官或一些生理现象的名称。

♡：心，像人的心脏形状。

𝕊：血，像在祭祀时将血盛于器皿之中。

不仅如此，甲骨文中还产生了与疾病有关的专有名称，甲骨文中疾病被广泛称之为"𝕀"。

𝕀：表示有人生病，要躺在床上休息。

𝕀：表示有人生病，躺在床上大汗淋漓。

疒：人形与床合并，即小篆写法。

由此可见，当时并没有把疾病当作独立的现象进行思考，而是着眼于不同病症的共性，即引起不适、功能障碍，用"𝕀"来表示身体不适，功能障碍，遭受痛苦。

甲骨文中既然已经出现了与疾病相关的专有文字，关于疾病名称的表述也有了一定的方式，就是在表示生病部位文字的前面加上"𝕀"，如"疒目""疒首""疒耳""疒口""疒齿""疒舌""疒手""疒肘""疒骨""疒心"等，共有40多种病名，仍处于十分笼统的水平。不仅如此，甲骨文中已经记载有表示特定疾病的专有文字，如：

"𝕄"：表示龋齿。"龋"字甲骨文像牙齿生虫的象形。这是世界医学史上有关龋齿的第一次记载。

"𝕊"：表示鼻息肉。

甲骨文时期尚不具备对疾病内在原因的思考，而仅仅限于对外界因素的探讨，对于疾病原因的认识，当时人们大都认为疾病是祖先给予的一种惩罚。

3. 广而告之的力量

北京中医药大学博物馆医史展厅有一副题为《千金宝要》的巨大拓片。据记载，宋宣和六年（1124年），官员郭思摘取孙思邈《千金要方》中的部分医方，将其刻于石碑上，题为《千金宝要》。石碑刻好后被放置在华州公署，历经岁月的侵蚀，《千金宝要》石刻上的文字已经漫灭。明正统八年（1443年），华州知州刘整重刻《千金宝要》。明隆庆六年（1572年），秦王朱守中认为，《千金宝要》原本出自孙思邈的《千金要方》，应该被立于孙思邈故里，于是命人重刻《千金宝要》，并将其立于孙思邈故里药王山的真人洞前，供人膜拜拓印。

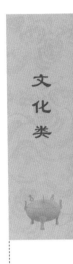

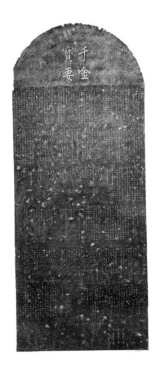

郭思《千金宝要》拓片　北京中医药大学中医药博物馆藏

作为一名官员，为何郭思会刻印《千金宝要》并推广《千金要方》呢？两宋时期，历代帝王都格外重视医学的发展。在士大夫阶层中形成知医、谈医、习医的风气，大批文人志士进入医学队伍，促进了宋代医学整体水平的提高，形成了专门的儒医群体。著名政治家范仲淹曾说："不为良相，愿为良医。"宋代君臣大多留心于方书，热衷于医方的普及和推广。宋朝政府的第一部官修方书《太平圣惠方》，在皇帝的授意下，被颁赐到诸路州县、军队和周边少数民族地区，并且设置专职的医博士负责掌管与推广。苏轼在被流放至海南岛后，研究出《荨草药》等十几种医方进行传播与推广。柳宗元也曾将自己的经验《柳州救三死方》告知刘禹锡，刘禹锡将其收录于《传信方》广为传播。

郭思也是热衷推广医药知识的官吏之一。郭思，字得之，号小有居士，宋代河南河阳人（今河南孟县）。他是宋元丰五年（1082年）的进士，官至徽猷阁直学士，历任通奉大夫、秦凤路经略安抚使等。郭思为人聪慧上进，且多才多艺。他是宋代著名画家郭熙之子，在绘画上颇有造诣。郭熙的著名山水画《林泉高致》就是由他整理而成。他擅长杂画，尤工于画马。北宋崇宁、大观年间，郭思奉旨绘制《山海经图》，其中的《瑞马图》最得徽宗欢心。郭思不仅深谙绘画，同时擅长诗词，曾写有《瑶溪集》，又名《郭思诗话》，可惜原书已佚。其所作"骊山"诗中的前两句"春风跃马上骊山，山到平巅得景宽。地迥远帆知渭水，天晴高塔见长安"颇有意境。

北宋大观二年，郭思开始到西部边陲地区做官，他在西北为官长达十七年，兢兢业业，恪尽职守，到北宋宣和六年退休回乡，已经从七品升至三品。结束为官历程后，郭思不再受公务困扰，开始专心于医学。他遍览诸家医书，对唐代药王孙思邈推崇备至，认为"唯《千金》一集，号为完书。有源有证，有说有方，有古有今，有取有舍，关百圣而不惭，贯万精而不忒，以儒书拟之，其医师之集大成者欤"。然而，在当时，书籍以传抄为主，《千金要方》流传并不广泛，能够看到的人并不多。为此，郭思感慨："几家能有《千金方》？而有者亦难于日日示人。因此孙君之仁术仁心，格而不行处有之，郁而不广处有之。"于是，郭思摘取《千金要方》中的经典语论和单方逐条列出，使人了解治病之法。郭思还将自己用过的验方，以及一些他人用过的经验方也附在其中。为达到宣传效果，郭思购买巨石刊刻，以广泛传播，实现推广医学、救人于急的目的。

郭思在《千金宝要》中汇集17种疾病，涉及内、外、妇、儿临证各科，以各科急症为主，包括中毒、饮食中毒、解百药毒、蛇蝎毒、喉痹金疮、疮痈痛肿、霍乱吐泻、虎犬马伤等急证、险证的治疗药方。《千金宝要》精选《千金要方》中的900首药方，所选药方简便廉验，所用均为随手可得的药材，突出了急救的特色，且多数疾病一证数方，便于使用者根据情况择取使用。因此，有学者提出，《千金宝要》是继晋代葛洪《肘后方》后的第二部中医临床急救手册。

《千金宝要》对急症的治疗实用且有效。如治疗急性腰扭伤，孙思邈已经认识到被动运动在急性腰扭伤治疗中的重要性，创用了双人牵引导引法，用被动牵引的方法治疗急性腰扭伤。同时用针刺委中穴出血等方法治疗腰痛，这两种方法经《千金宝要》记载广泛传播，沿用至今。孙思邈在下颌关节脱臼中使用的复位手法经过《千金宝要》的传播，成为后世常用的复位手法。《千金要方》中收录了很多实用的单方，不仅用药便利，且简单易行，如用滴耳法治疗耵聍，使用"三年酢（醋）灌之最良，次用绵塞半日许，必有物出"。醋是日常调料，同时又有散瘀止血、软坚散结、解毒杀虫的作用，当时用醋滴治耳内耵聍栓塞，是最有效的简便方法。《千金宝要》收录这些简单实用的方法，让更多百姓学会了解决日常生活中遇到的问题和疾痛，可谓方方实用。

在印刷术尚不发达的年代，书籍的保存和流传主要有两种方式。

一是手工传抄，将文献写在简牍、帛纸上，通过借阅传抄流传，这是早期文献流传最常见，也是最主要的方式，如敦煌就藏有一定数量的手工传抄的文献。然而，这种手工传抄的文献在传抄过程中，会出现抄错、抄丢、删改、增补等情况，这些改变了原文意思的文本再被当作底本去传抄，问题就会不断累积，以至于整篇文献的意思被扭曲，出现大量讹误。因此，这种文本的传抄需要后人不断校对，保证底本正确流传。

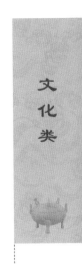

二是石刻文献，将文献铭刻于金石上，放置于公共场所公开陈列，阅读者可以直接拓印或传抄，如汉代的熹平石经、三国时期的正始石经、唐代的开成石经等，均是石刻文献。石刻文献虽然数量很少，但无论在文献的复制还是传播中，都比较便利。文献被刻在石碑上或者石窟中，不但保存时间长，不易毁坏，而且方便拓印，减少了传抄出现的谬误，还能将文献内容展现在更多人面前，传播到更远的地方，在古代科技不发达的情况下，成为一种特殊且高效的传播形式。

目前，除《千金宝要》外，还有一些石刻医书的内容被保存下来。现在已知最早的石刻医书是唐末发现的《褚氏遗书》，但其原文物已遗失。龙门石窟药方洞是保存较好的石刻医书，其部分石窟洞内局部石壁上镌刻了百余首古代药方，展现了一千多年前我国医学发展的情况，是非常珍贵的医药文献。此外，秦王朱守中在药王洞重刻《千金宝要》时，见药方洞内原有的旧石刻碑小方多但字画琐碎，于是朱守中便一同将洞内旧碑重刻为楷书大碑，同刻的有《孙真人海上方》《孙真人枕上记》《孙真人养生铭》，石刻大碑至今仍在。

4. 玉兔捣药的传说

千百年来，人们对月亮充满了浪漫的想象，大家最耳熟能详的就是月宫里的嫦娥和玉兔了。古人在诗词中也多有记载，如欧阳修有诗云："天冥冥，云蒙蒙，白兔捣药姮娥宫。""玉兔"在中医药的发展历史中一直扮演着重要的角色。北京中医药大学博物馆的馆标，就是以"玉兔捣药"为主题设计的。

"月中有兔"的想象起于何时？大部分学者认为，战国时期屈原在《天问》中所写"夜光何德，死则又育？厥利维何，而顾菟在腹？"中的"顾菟"就是"兔"。宋人洪兴祖在《楚辞补注》中也提到："菟与兔同。"为什么兔子会与月亮有关联呢？一是月影说，认为月亮表面的阴影形如兔子。清代林云铭在《楚辞灯》中解释："月中微黑一点谓之兔。"一是阴阳说，认为月与兔同属阴。汉代张衡在《灵宪》

中说："月者阴精之宗，积而成兽，象兔。阴之类，其数偶。" 一是周期说，认为兔子怀孕生子的周期与月亮的变化周期相似。兔子交配大约一个月后（29天左右），即产小兔，产兔后马上能进行交配。再经过一个月左右又能生产。兔子的生育周期与月亮的晦盈周期基本一致，所以古人会将兔子称为月兔，将兔子与月亮产生关联。尤其，兔子强大的

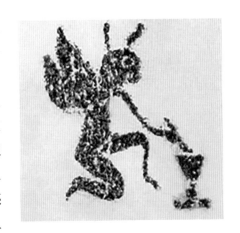

河南南阳宛城熊营汉墓玉兔捣药（仿绘）
北京中医药大学中医药博物馆藏

生育能力，使古人对它产生了生殖崇拜，并衍生出兔子"望月而孕"的说法。

　　"玉兔捣药"的说法又是何时出现的呢？汉代以来，西王母手握不死之药的传说广泛流传。张衡的《灵宪》记载："羿请无死之药于西王母，姮娥窃之以奔月。"据说，后羿的药是从昆仑山不死树上采摘下来，再经玉兔加工炼制而成的。此后拥有不死药的西王母成为民间景仰和崇拜的对象。而玉兔最初便是西王母世界里最重要的成员之一，它一直默默无闻地为西王母捣制着仙药。汉画像石中，常有玉兔在西王母的台座下捣药的场面。东汉晚期，随着神话传说的演绎，月中兔与捣药兔的故事逐渐融合，两者产生了混淆。至晋代，傅玄的《拟天问》中记载："月中何有？白兔捣药。"由此可见，在晋代时人们就已经有"月宫有玉兔捣药"的说法。

　　晋代葛洪在《抱朴子》中说："兔寿千岁，五百岁其色白。"古人认为兔子是一种长寿的动物，而且玉兔所捣的药又能使人长生不老，进一步强化了兔子作为长寿象征的地位。

123

5. 月亮里的桂树

　　北京中医药大学博物馆收藏了一面唐代"月宫图文铜镜"，直径13厘米、厚0.9厘米。此镜为菱花形，镜面上根据传说中月宫的故事为题材，中央为枝繁叶茂的桂树，树干中部隆起为镜钮，一侧为嫦娥振袖起舞，另一侧为玉兔捣药，下有蟾蜍做跳跃状，画面简洁生动，饶有情趣。

　　李白借乐府古题创作的《古朗月行》也写道：

　　　　　　小时不识月，呼作白玉盘。

　　　　　　又疑瑶台镜，飞在青云端。

　　　　　　仙人垂两足，桂树何团团。

　　　　　　白兔捣药成，问言与谁餐？

　　　　　　蟾蜍蚀圆影，大明夜已残。

　　　　　　……

　　在古人的想象中，月宫里都会出现桂树、嫦娥、蟾蜍和捣药的玉兔。其中，桂树是中国传统文化中经常提到的植物，秦汉的许多典籍中都有对桂的记载。《山海经·南山经》提到"招摇之山，临于西海之上，多桂，多金玉"。《礼记·檀弓》中记载："丧有疾，食肉饮酒必有草木之滋焉，以为姜、桂之谓也。"秦汉时期，人们对"桂"的认识还比较模糊，将木犀科的"桂花"与樟科的"肉桂"相混淆。晋唐时期，随着桂花的广泛种植，人们对两种植物的认识逐渐清晰。

　　"月中有桂"的想象起于何时呢？目前发现，汉代的画像砖中就已经有桂树和蟾蜍在月亮中的形象。此时，"桂"的药用价值被人们所重视，甚

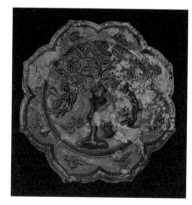

唐代　月宫图文铜镜
北京中医药大学中医药博物馆藏

至将桂与长生求仙的观念结合到一起。魏晋时期，在道家神仙信仰的鼓吹下，流行服桂来得道成仙，桂被提升为仙药的层次。说到"桂"与"长生"就不得不提"吴刚伐桂"的故事。据说有个叫吴刚的人，四处寻仙问道。后来，他拜一位老者为师学习了三年。吴刚自认为学得不错，就常常顶撞师父，还在外面惹是生非。师父知道后非常后悔收他为徒，决定让他吃点儿苦头，改过自新。他让吴刚到月宫伐桂树。然而，吴刚发现，月宫中的桂树是砍不断的，每砍一下，转眼间伤口便迅速愈合了。从此，吴刚被深锁在月宫中做着永远做不完的工作。随着吴刚伐桂的故事广为流传，月中桂树的印象更加深入民间。此外，民间因桂花的花期恰值中秋佳节，人们也常常把"桂花"和"月亮"联想在一起。

6. 蟾蜍与生殖崇拜

　　蟾蜍是中国古代一种神圣的动物形象。汉砖、壁画、砚台、铜镜，随处可见各种姿态的蟾蜍画像。考古资料显示，早在原始社会时期，很多地区和民族便已经出现了对蟾蜍的崇拜。仰韶文化遗址中也有蟾蜍图案的彩陶，商代的青铜器上还出现过蟾蜍纹。战国至晋唐时期，蟾蜍一直都被视为有辟邪功能的仙物。

　　这样一种外貌丑陋的动物，为什么能成为古代社会令人崇拜的图腾？

　　首先，跟兔子类似，蟾蜍也是一种繁殖能力极强的动物，成熟的雌蟾蜍一次可以产下数千甚至上万枚卵，这种强大的生殖能力在古人看来是极为神奇的，对于渴望种族繁衍、人丁兴旺的古人来说，强大的生殖能力极具诱惑，由此便

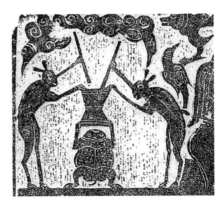

山东嘉祥宋山汉墓画像石（仿绘）
北京中医药大学中医药博物馆藏

125

产生了对蟾蜍的生殖崇拜。其次，蟾蜍一直被认为有辟邪的作用，代表吉祥与长寿。晋代葛洪在《抱朴子》中提到"蟾蜍寿三千岁"，并且认为蟾蜍是仙药"五芝"中的肉芝，食之可以长寿，佩戴可以避兵，是能够镇宅的祥瑞吉物。最后，蟾蜍全身都是宝，具有很高的药用价值，蟾酥、干蟾、蟾皮、蟾衣、蟾头、蟾舌、蟾肝、蟾胆均可入药。尤其，最有名的就是蟾酥。宋代寇宗奭在《本草衍义》中首次记载蟾酥之名。明代李时珍在《本草纲目》记载，蟾酥主治"拔取疔黄，拔取疔毒，疗疮恶肿，诸疮肿硬，一切疮毒，喉痹乳蛾，一切齿痛，风虫牙痛不可忍，破伤风病"。蟾酥是蟾蜍耳后腺和皮肤腺分泌的白色浆液的干燥品，其味辛性温，有毒，具有解毒止痛、开窍醒神的功能，临床上应用十分广泛。

蟾蜍与月亮关系密切，"月宫"又有"蟾宫"之称。《淮南子·精神训》记载："日中有踆乌，而月中有蟾蜍。"早在汉代，古人便把月亮跟蟾蜍联系在一起。在出土的汉砖画像中，蟾蜍就经常出现在月亮中。东汉的张衡在《灵宪》中提出月宫中的蟾蜍是嫦娥的化身。据传说，后羿在西王母那里求得不死药，姮娥（嫦娥）窃食后奔向月宫，因为受到惩罚而变为丑陋的蟾蜍。《后汉书·天文志》也记载有"姮娥遂托身于月，是为蟾蜍"的说法。由此可见，自从有了嫦娥奔月的神话以来，嫦娥就与蟾蜍联系在一起，蟾蜍也就成了"月精"。

古人认为，月盈则亏，亏则又盈，永远在盈亏中周而复始地运动。运动是一切事物的生命，因此，月亮不朽，寓意长寿，而与月亮相关的玉兔、蟾蜍、桂树，都有长寿和生命力的象征。

7. 坐虎针龙显神通

北京中医药大学中医药博物馆藏有一座民国时期的木雕。这座木雕的上方是一条盘旋的龙，正张着嘴等待治疗，中间是药王孙思邈，他坐在虎背上，右膝置于虎颈处，左手扶住龙头，右手持针，正要给龙医治。孙思邈左右两侧各有一小童，两人均一手按虎背，一手似持针状，下方是老虎和底座，这便是孙思邈"坐虎针龙"木雕。

"药王"是古人对唐代名医孙思邈的尊称。据说，孙思邈不仅医术高超，还是一位得道成仙的高人！唐宋时期，民间关于孙思邈的传说开始流传，这一时期的笔记小说，如《续仙传》《大唐新语》《酉阳杂俎》《宣室志》等也对孙思邈的奇闻异事多有记载，包括孙思邈祈雨、降龙、伏虎、羽化、显圣等事迹，尤其孙思邈坐虎针龙的故事深入人心。孙思邈真的能给天上的龙治病吗？猛虎为何心甘情愿成为孙思邈的坐骑？为什么人们对孙思邈如此崇敬？我们来追溯一下孙思邈与龙虎之间的故事。

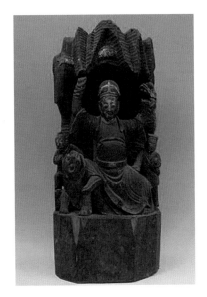

民国　坐虎针龙木龛
北京中医药大学中医药博物馆藏

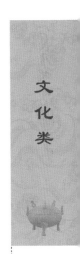

孙思邈与龙王之间的故事有着不同的版本。唐代中晚期的《酉阳杂俎》中讲到，来自西域的一名胡僧为取龙脑制药，便在昆明池结坛祈雨，连续作法七日，使池水锐减。昆明池中的龙王非常着急，幻化成一位老者，向正在终南山修道的孙思邈求救。孙思邈对龙王说："我听说昆明龙宫有仙方30首，如果你肯传与我，用来救助百姓疾苦，我便可以救你。"龙王叹了口气说："此方本不许外传，现在事情紧急，我也顾不得那么多了。"于是便把方子全部赠送给孙思邈。孙思邈施以道术，帮助龙王恢复了池水。

《列仙全传》中记载的孙思邈与龙王的故事则颇有新意。据说，孙思邈外出时偶遇一条被牧童伤害的小青蛇，见小青蛇鲜血直流，孙思邈便脱下外衣将其包裹救起，又在伤口上敷了药，止血后将小青蛇放回草丛里。那条小蛇本是泾阳龙王的少子。龙王为报答孙思邈的救子之恩，派长子邀请孙思邈到龙宫做客，并取出龙宫药方30首以表示答谢。

此后，孙思邈将龙王所赠三十方分别放在《千金翼方》的三十卷中，每卷均有一首龙宫仙方，因此又有后人称赞孙思邈的医著为"龙宫方"。据此传说，衍生出一副《孙真人祠堂图》。此图出现在孙思邈故里，即陕西省铜川市耀州区药王山静应庙内《耀州华原五台山孙真人祠记》碑的碑额中，此碑是原刻于宋代，后由金代杜穆重绘碑额。画像的正中是孙思邈，他的对面是一位老者双手捧书进献，而老者衣袍的后面却露出一条龙尾，由此可见，这幅图描绘的正是龙王献方的场景。

随着民间传说的流行，孙思邈的故事还被广泛地表现在戏剧艺术中，至今仍然可以看到的就是《药王卷》，又名《药王成圣》《敬德赶袍》，描述的是唐太宗贞观年间，皇后身体不适，孙思邈却诊为有孕而非病，经调理后顺利生下皇子。唐太宗封他为"药王"，并赐交天翅、赭黄袍。唐代名将尉迟恭不服，孙思邈无战功而封王，很不合理，便请旨追赶。尉迟恭见到孙思邈后，认为名不副实，借机出言嘲讽，讥笑他无缘得道成仙，并与孙思邈设定赌约，如果孙思邈能得道成仙，他愿输掉人头。后来龙王敖广患严重的喉疾，幻化为白衣秀才找孙思邈诊治，被孙思邈识破，请他现出原形，并把龙王的喉疾治好了。龙王为了

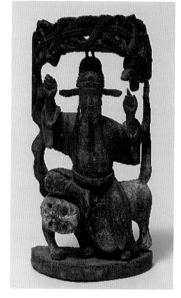

民国　坐虎针龙木雕
北京中医药大学中医药博物馆藏

感激他，指点孙思邈到风火洞修炼。在龙王的指点下，孙思邈果然修成正果。于是，孙思邈摄来尉迟恭的魂魄，罚其为自己站班。《药王卷》的故事在京剧、豫剧、秦腔、河北梆子中都有不同的表现形式，是一出精彩的传统剧目。

最早记载孙思邈身边有猛虎陪伴的文献是北宋初期黄休复的《茅亭客话》。书中卷八有"好画虎"一条，讲的是郝二的祖父幻化成老虎的故事。郝二是成都府灵池县洛带村的村民，他的祖父以医为业，平时喜欢画虎，对关于老虎的画也十分喜爱。后来，郝二的祖父听说城中的药肆中养了一只活虎，便跑去观察。后来，祖父在一日夜里外出后便查

赏文物话中医
医药文物说解

无音信。后来郝二听说城中有老虎闯入，被军人射杀并且将其分食，他联想到自己的祖父平日里对老虎的痴迷，便认为那只老虎是自己的祖父所变。在这则故事中，郝二提到曾经有一幅画，画的就是"孙真人"在县市卜肆中带着一只赤色的老虎。"孙真人"就是孙思邈，这是历代文献资料中老虎最早出现在孙思邈身边的记载。

此后，关于孙思邈与虎的故事便逐渐丰富。民间流传最广泛的是，传说山中一猛虎因骨头卡在喉咙上无法进食，孙思邈用一个圆环撑在虎口处，防止被老虎咬伤，伸手从虎口中将骨头取出，老虎为了感恩，成为孙思邈的坐骑。因此，放在虎口的铁环又被称作"虎撑"，后来成为走方医随身携带的"串铃"，也是走方医的标志。

在明代以后的各种戏曲中，孙思邈与虎的故事情节又发生了变化。据说，孙思邈得道成仙后，一日下山时，发现他常骑的黑驴被虎吃了，于是他唤来山神土地，让他们把山上所有的老虎都召唤来，问它们是谁把黑驴吃了。老虎们一个接一个走到孙思邈面前，摆头表示不是它吃的，然后走开。最后一个老虎蹲在地上，低着头很害怕的样子，孙思邈问："黑驴是你吃的吗？"老虎点点头，于是孙思邈便把药囊挂在它的脖子上说："你吃了我的黑驴，从今往后，你就代替它作我的坐骑吧！"

南宋陈衍《宝庆本草折衷》中，最早将孙思邈疗龙医虎的故事合体，文中写道："又骤雨，真人掬檐水扬玩，谓龙有疾。俄而，老姬扶惫前进，真人令以本相见。须臾，云罩病龙，俯首敛鳞，徐徐向下。疗之，即挈云腾跃而去。更有病虎，伛偻痿乏，蹲伏拜投。疗之……拥卫真人，不敢离也。"这个故事中的孙思邈作为名医，用切实的医疗技术为龙虎诊疗疾病，去掉了很多虚幻的场景，回归了医学本色。

孙思邈故里药王山南庵的碑廊中，有一座螭首龟座的石碑，碑上刻有《太宗赐真人颂》的碑文：

凿开径路，名魁大医。

羽翼三圣，调和四时。

降龙伏虎，拯衰救危。

巍巍堂堂，百代之师。

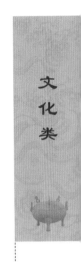

这里的"太宗"指的是金太宗完颜晟，由县宰完颜宗璧所书，首刻于金熙宗大定二十三年，这也是历史文献中第一次以"降龙伏虎"的合称词汇来赞颂孙思邈。

唐宋时期道教兴起，仙道故事广泛流传，关于孙思邈的传说中也掺杂了很多仙道内容，基本是以孙思邈的生平事迹为基础，在后人不断附会和演绎之下逐渐丰富，在民间广泛流传。神话传说是各种文学艺术的起源，在神话传说的故事中，虽然存在夸张、荒谬的情节，但在某种意义上表达了人们对先贤的崇敬。尤其，这些故事传说的主题基本都围绕着孙思邈高尚的医德和精湛的医术这两大方面展开。

在孙思邈"坐虎针龙"事迹的影响下，民间许多医生家中或药店都会供奉孙思邈坐虎针龙雕像，以求消灾祛病，延年益寿。"坐虎针龙"的雕像惟妙惟肖地表达了人们对孙思邈精湛医术的赞颂和崇敬。

8. 中药包装的演变

1927 年，日本东亚公司与医药商人黄楚九之间打了一场官司。日本人禁止黄楚九研制的"龙虎人丹"上市，并控告他仿造日本的"仁丹"谋利。中国的"人丹"到底是不是仿造日本的"仁丹"呢？日本占据台湾时期，日本人在台湾地区用药风俗的启发下，以"砂仁"为君药配置了具有清凉解暑功效的"仁丹"。1905 年，日本的"仁丹"在中国上市并畅销。1909 年，中国人黄楚九在"诸葛行军散"的基础上，参考自家祖传"七十二症方"，研发出新药，取名为"龙虎人丹"。此"人丹"在开窍安神、清热祛暑等方面的功效均优于日本的"仁丹"，大为畅销，引起日本人的不满，

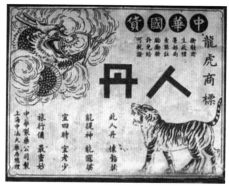

民国　龙虎人丹广告
北京中医药大学中医药博物馆藏

这才引发了"仁丹"与"人丹"之间的官司。由于两方来源不同，最终法院认定两药各不相干，可以同时在市场上销售，此后中国的龙虎人丹大显身手！

近代中成药在市场需求的刺激下逐渐发生改变，"丸""膏""散""丹"等传统中成药随着西药及西洋包装销售方式的传入，突破了旧的销售模式，出现了各式各样的新型药品包装与商标，各大药号纷纷创制主打产品，中成药市场开始了新的探索。

中成药由于药物组成不同、质地不同、功效不同、服用方法不同等因素，所用包装的材质、形状、规格等也有很大差异。近代以来，西学东渐，包装材料越来越丰富，市场上能够见到纸质、陶瓷、木质、金属、蜡等各种不同的包装材质。

据《新唐书》记载，唐代已有用厚纸板包装柑橘的情况，新疆阿斯塔纳唐代古墓出土的中药"葳蕤丸"就是用白麻纸包裹的。民国时期，纸成为最常见的包装材料，不仅造型多种多样，而且应用极为广泛。纸质材料不仅能独立成形，还能与其他材料相互配合。尤其，彩色印刷技术被广泛运用到纸盒包装中，出现了各种各样彩色图案的中药包装。

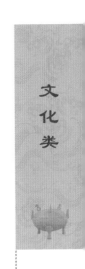

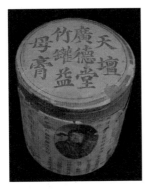

民国　益母膏纸质药盒
北京中医药大学中医药博物馆藏

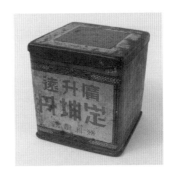

近代　定坤丹铁质药盒
北京中医药大学中医药博物馆藏

铁、铝、锡等金属结实耐用，延展性强，又不像玻璃和陶瓷一样易碎，近代也成为常用的包装材质，而且金属包装盒不易损坏，方便印刷各色商标，装饰效果突出。马口铁罐和金属软管包装不仅易成型、强度大，而且阻隔性优异，遮光防潮，防止挥发，一直沿用至今。

十九世纪中叶以后，随着西方科技产品的输入，玻璃瓶也被运用到中成药的制售中。玻璃不易起化学反应，密封性良好，能防止香味挥发，且具有可视性，给人以干净、纯洁的感受，经久耐用，逐渐取代陶瓷材质，被大量推广。尤其适合药油、药酒类易挥发药物的包装。

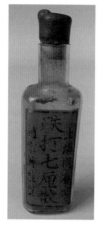

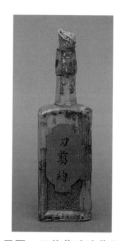

民国　跌打七厘散玻璃药瓶
北京中医药大学中医药博物馆藏

民国　刀剪药玻璃药瓶
北京中医药大学中医药博物馆藏

木材在近代中成药的包装中逐渐减少，改为用软木加工外包装。软木表面用染料着色，或加髹（xiū）漆，再用彩绘装饰并书写商号，不仅实用还体现了外包装的档次。

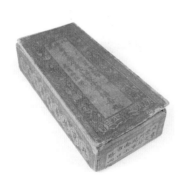

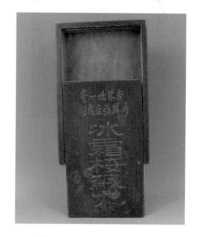

民国　牛黄解毒丸木质药盒
北京中医药大学中医药博物馆藏

近代　冰霜梅苏丸木质药盒
北京中医药大学中医药博物馆藏

商标是产品的识别标记。随着当时社会文化的变革以及审美视角的转变，近代中成药的包装变得异常丰富多彩。各大中药号在注重药物的功效之余，更加关注药品的宣传。他们在商标样式的设计上进行创新（以汉字和图形相结合为主），所使用的外包装的色彩、图案、字体、标签等也都非常讲究。

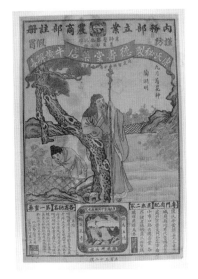

民国　德寿堂仿单
北京中医药大学中医药博物馆藏

近代中成药包装的图案极具时代特色，不仅标注药物的名称、药号、使用说明和少量广告语，为了扩大影响，有时还会将药品创始人的头像或代言人物的形象印制在外包装上，或者在包装物上绘制各种图样。比如"松鹤延年""三星高照""双鱼吉庆""三阳开泰"等图样，祝愿健康长寿；也有中国古代神话传说或民间故事里的角色，如"牛郎织女""八仙过海""和合二仙"等。受西洋药的影响，后来中成药外包装中也出现了"白白胖胖的婴儿""温婉动人的美女"或者"幸福的家庭"等更加通俗化的彩色图绘，寄托了人们的诸多美好心愿或情趣。

近代中药商标中的文字主要有书法体、印刷体和装饰性美术字三种，其中书法体包括行、楷、篆等书体，印刷体包括宋体和黑体，装饰性美术字有图形化字体、立体字、空心字等。在西洋元素流行一时的民国时期，凸显了汉字在中医药文化传播中的艺术之美。文字内容多选用寓意良好的词语，如"寿域同登""天地同春"等，突出了中国的传统文化特色和精神内涵，体现了根植于中国传统文化中的中医药文化特色。

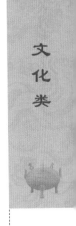

133

9. 仿单里的信息

　　1980 年，苏州瑞光寺塔的第二层塔壁中，发现了一张北宋大中祥符年间（1008—1016 年）的桑皮纸印。这张桑皮纸印，纸色赭黄，质地比较粗糙，长 32.2 厘米，宽 18.7 厘米，中间部分已残破。内有直式版框，双线边栏，框高 17.5 厘米，宽 12.3 厘米，其中内容被双线分隔成三部分：上部横框内印有"起初朱□发熟药铺"八个大字，字横向；下部左边小框内为三列小字，告诫人们谨防假冒；下部右边框内为九列小字，印有药铺宣传内容。这张看似残破无奇的纸被认为是我国现存最早的木刻熟药仿单。什么是熟药仿单？一般，我们把经过加工炮制的中药称为熟药。熟药仿单就是古代的药品说明书，同时兼具广告和包装的作用，内容主要包括药名或字号名、店址、功效、用法、价目、标识等。

　　古代，随着民间贸易的发展，口头叫卖逐渐演化为使用招牌、幌子等原始广告的售卖形式。为了彰显自家特色，便于人们记忆和推广，商家往往会用更为形象的实物或特征来进行命名。如宋代《夷坚志》中记载："饶州城内德化桥民高屠，世以售风药为业，手执叉钩，牵一黑漆木猪以自标记，故得屠之名。"药铺的主人本姓高，他用一幅"手执叉钩，牵黑漆木猪"的图案来标记自家店铺，所以人们称他为"高屠"，于是"高屠"就成了店铺的字号。又《夷坚志》中记载，当涂这个地方有个外科世家，擅长医治痈疖，他在门首上画楼台加以标记，人们便称呼他为"徐楼台"。由于古代文化普及有限，民间常有不识字者，用实物展示的方式来区分店铺的种类更为清晰明了，如清代《清稗类钞》中记载："商店悬牌于门以为标识广招徕者曰市招，俗呼招牌……有用字兼绘形者；更有不用字，不绘形，直揭其物于门外，或以象形之物代之，以其人多不识字也。如买酒者悬酒一壶，卖碳者悬碳一支，而面店则悬纸条，鱼店则悬木鱼，俗所谓幌子者是也。"

　　在中国国家博物馆里，收藏了一块宋代的广告印刷铜版，上面刻有"济南刘家功夫针铺"的字样，被认为是我国现存最早的印刷商标和广告的实物。铜版中间是白兔捣药的图案，两边还刻有"认门前白兔儿为记"的提醒，可见白兔捣药就是针铺的字号标记。下面横向框中刻有说明商品质地和销售办法的文字："收买上等钢条，造功夫细针，不误宅院使用，转卖兴贩，别有加饶，请记白。"这种文字加实物展示的方式不

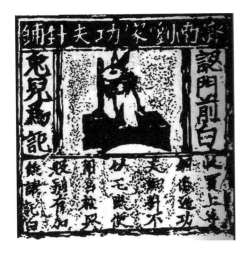

宋代　济南刘家功夫针铺拓印
国家博物馆藏

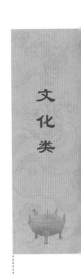

仅是商业社会识别和宣传字号的一种有效途径，也成为广告和商标产生的基础。另外，印刷技术的革新，为文本广告的出现提供了技术支持。

　　清末民初，中国经历前所未有的社会变革，从传统农业社会过渡到现代工商业社会，西方商品的进入更使商业运行模式发生转变。在这种情况下，仿单得以迅速发展，各种特色的中医药仿单应运而生，逐渐演化为商业广告。自印刷形式仿单出现伊始，就非常讲究广告的版式设计。一般仿单的整体设计主要包括立冠、平目、齐身、落足几个方面。

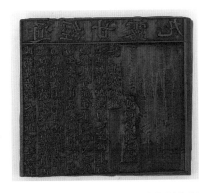

民国　"通经甘露丸"仿单木刻印版
北京中医药大学中医药博物馆藏

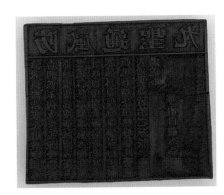

民国　"防风通圣丸"仿单木刻印版
北京中医药大学中医药博物馆藏

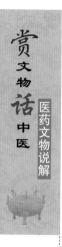

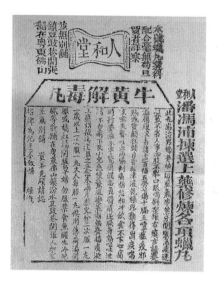
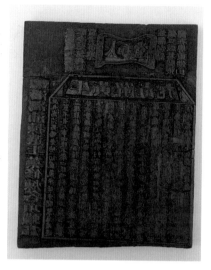

民国　"人和堂牛黄解毒丸"仿单与刻印版　北京中医药大学中医药博物馆藏

立冠：冠就是帽子，也就是仿单最上面的位置，此处最醒目，是表现商家独特之处的最佳位置，多放置商号标识或吉祥图案。

平目：这是最吸引消费者目光的地方，大多放置商家的名称、商号或加写主要货品的名称。

齐身：仿单的主体部分，主要是商家宣传产品的说明文字。

落足：足与冠遥相呼应，位于整个仿单的下面，或者侧边，主要强化产品的质量，常用吉祥图案或类似"童叟无欺""货真价实"等标语。

当然，由于仿单种类繁多，商家也经常灵活调整版式，医药仿单大部分由其中的两三个部分构成，为了突出自身特色，又在图案、文字或纹饰上加以创新。有些简化内容，只突出主题，或者只写堂号或药名，简明扼要，让人一目了然。仿单虽然不大，版面布局样式却十分丰富。

中医药仿单的版面大致有三种。一是上下文字排版，此类版面文字居多，上面是商铺名称，下面是文字介绍。边框多为单边栏，或者是将纹样作为装饰边框。

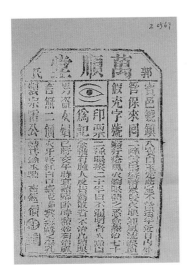
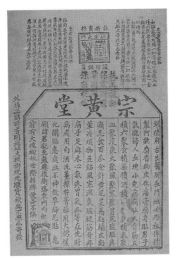

上下文排版仿单　北京中医药大学中医药博物馆藏

　　二是回字形排版，或包围式排版。此结构多用于图案较多的仿单，图案多分布于外围，题材较为丰富，有神话传说或延年益寿主题的绘画，内部为文字说明或产品介绍等内容，边栏的样式也较为丰富，图文并茂。

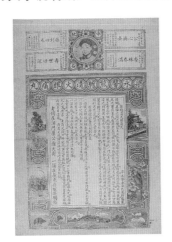
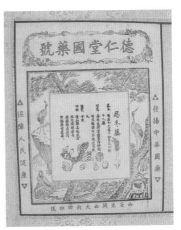

回字形排版仿单　北京中医药大学中医药博物馆藏

　　三是图文结合排版。这种版面布局与书籍的版式结构类似，图案与文字相结合，突出了仿单的美观性，图案形式简洁大方，体现了中国书画艺术与中国版印艺术的完美融合。

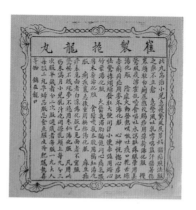

仿书籍排版仿单　北京中医药大学中医药博物馆藏

医药仿单的印制在清末民初出现小高潮，在文字内容、印制技术、艺术特色方面都展现了新的风格与特色。宣传语朗朗上口，套印图色彩鲜艳，让老百姓能快速、清晰地看到字号的名称、药品的功效以及店铺信息等关键词汇。由于医药仿单自身的特殊性，除了广告的目的，更重要的是有药物说明书的作用，所以仿单一般随药附送，有的放在中药包装的外面，大多呈方形，与中药外包装形状一致，有的则放在中药包装的里面，小巧简单。因古人阅读习惯是从右向左、自上而下，所以目前所见医药仿单的排版大部分为竖排。

我国彩色套版印刷技术出现在元代，由于套版印刷技术比较复杂，比单色雕印费工费时，成本也高，所以多色套版印刷技术直到明末才逐渐兴起。清代时，彩色套印技术逐渐应用到仿单的印制中。医药仿单的双色套印多为朱、墨两色，也有用三色或四色套印的仿单，鲜艳醒目的朱色常常用来突出药名、店名或堂号，用蓝色或黄色、绿色来印制图像，使仿单更加丰富多彩。边栏的设计也有所创新，常见的有单边栏、文武边栏、花边栏等，古朴素雅。字体个性化突出，印鉴一般用篆体的朱文或自文。清末，西方印刷术传入中国后，石印、铅印开始广泛应用，尤其石印技术成本低、效果好，适用于印制大量的医药仿单，同时石印技术印制的仿单颜色更为艳丽、线条更加精细，对图案还原度较高，丰富了仿单中图案花纹的设计与应用，体现了医学、艺术与商业的和谐统一。

10. 神秘的药签

我国福建省的厦门和漳州各有一座慈济宫，被分别称为青礁慈济宫和白礁慈济宫，供奉的是福建地区的地方保护神"保生大帝"。由于闽台两地移民的活动，慈济宫作为祖庙，供奉保生大帝的信仰被传播到各处，至今江浙、福建以及台湾地区，有数百座保生大帝庙。

保生大帝是谁？他是闽台地区民间信奉的最主要的医神，原名叫吴夲（tāo）（979—1036 年），字华基，号云冲，道号悟真，是北宋同安县积善里白礁村（今属龙海县角美镇）人。吴夲自幼便以普救众生为己任，他不沾荤腥，未娶妻妾，一生都在钻研医术，治病救人，深受当地百姓的尊重。据传，宋仁宗时他还曾治愈过皇后的顽疾。闽南地区由于气候炎热，长夏无冬，且林木繁多，瘴气流行，多次暴发瘟疫，吴夲为了医治百姓，不仅钻研医方，针药并用，还不分贵贱，不计报酬，救人无数。后来，吴夲在文圃山采药时不幸坠崖身亡，

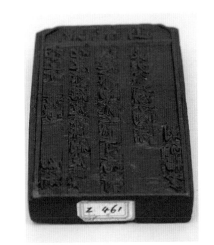

民国　"飞龙山（六十八千）"　药签
木刻版　北京中医药大学中医药博物馆藏

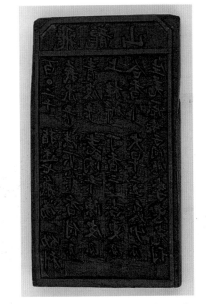

民国　"飞龙山（百〇二千）"　药签
木刻版　北京中医药大学中医药博物馆藏

享年 57 岁。闽南一带的百姓为了缅怀其恩德，在白礁建了一座"立秋庵"来供奉吴夲，并尊其为"吴真人"。南宋绍兴三年（1133 年），高宗皇帝命人将"立秋庵"改建成金碧辉煌的三进殿，并赐名"慈济宫"，赐吴夲谥号"大道真人"，民间俗称为"大道公"。此后，吴夲还先后被朝廷追封为"康佑侯""灵护侯""正佑公""冲应真人"等，明成祖朱棣追封其为"保生大帝"。明朝末年，漳州和泉州一带的百姓移居台湾地区，将保生大帝的信仰传播到台湾。台湾各地都建有保生大帝的庙宇，同时保生大帝的药签在台湾地区也广为流行。

药签是什么呢？它是一种通过焚香祈福、抽签问卦、按方取药的治病形式。虽然看起来颇为神秘，但也是一种颇具地方特色的中医药诊疗文化和方药体系。闽台地区的寺庙里一般会设有两个签筒：一个是问事签筒，另一个是药方签筒。药方签筒里就是"药签"，每支药签上面都写着签号或方名，抽取药签的方法跟其他抽签的方式一样，来求神问诊的人首先焚香祈祷，将病情向神灵详细诉说一番，祈求神灵指点治病的灵丹妙药，再摇动签筒，任意抽出一支签，然后掷两个杯筊（jiǎo）。杯筊是一种占卜用具，原本是由两个蚌壳做的，占卜时抛向空中，落地时根据盖面是朝下还是朝上来确定吉凶祸福，后来改用竹子代替蚌壳。若杯筊一俯一仰，则视为神明的旨意，问卜者便可以按照解签簿上签文里的药方抓药，按方吃药便可痊愈。这种借助"仙

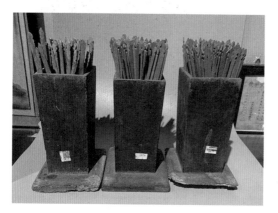

民国　幼科、妇科、男科　签筒
北京中医药大学中医药博物馆藏

人"角色融入宗教仪式的治病方法，也是古代民间百姓求医问药的途径之一。历史上曾经出现过佛祖药签、观音药签、吕祖药签、关帝药签、保生大帝药签、三平祖师药签等。至今我国福建和台湾地区民间仍然流行药签文化，主要以保生大帝药签和三平祖师药签为主。

药签上的处方可靠吗？药签上的处方不仅简、便、廉、验，而且分科明确，在一定中医理论指导下组合而成。目前所见药签上的处方大致分为内科、外科、儿科、妇科、男科、伤科、眼科等。根据药签上的指示，有专门解签的人按照解签簿上的解释寻找签纸，上面是具体的药物名称、剂量、服用方法。与此同时，懂医术的解签人也会询问求签者的具体病症，根据患者的情况进行调整。其实，这些方剂大多是民间经过长期应用的单方和验方，尤其，有些是针对地方常见病和多发病的常用经验方。闽台地区由于常年气候炎热，潮湿多雨，容易外感湿热之邪，暑热病偏多，炎热潮湿的环境也导致疮疡、虫蛇咬伤等外科病比较多，因此药签中多为治疗这些地方病的处方，如香薷饮、藿香正气散等，具有闽南地方的用药特色。吴夲原本就是民间医生，体恤百姓，处方中极少有贵重药物，大多是山野随处可见的常用药材和食材，他善于用食疗法防治疾病，如猪小肠炖桑螵蛸治疗尿频、白番薯治疗大肠有热导致的便秘等，方法简便易行。此外，药签上的处方大多药味少、剂量轻，注重用药的安全性，抓药的药店也是寺庙指定的药店，药店里有专门的医生进行讲解和把关，保障了用药的安全。

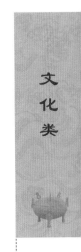

药签上的处方来自哪里？据传，吴夲曾经写过一本《吴夲本草》，汇集了自己的治疗经验，后世虽然已经失传，但在流传过程中经过后人不断整理和补充，并托名为吴夲所创，是保生大帝药签上处方的主要来源。据台湾学者研究，台湾地区的一部分药签处方出自《伤寒论》《金匮要略》《济生方》《丹溪心法》《太平惠民和剂局方》《圣济总录》《小儿药证直诀》等历代中医典籍，多为效果显著的经验方。此外，药签上的方剂也是历代民间医生不断实践和补充的结果，如清末民初时期，泉州晋江著名骨伤科医生曾广涛曾经住在晋江深沪的宝泉庵三个月，经过一段时间的观察与实践，制定并献出一百首伤科药方，丰富了宝泉庵的药签内容，使药签方更加完备。

药签虽然以民间崇拜和医神信仰的形式出现，但其本质并不是"巫医"，是古代民间诊疗疾病的一种方式，也是传承地方民间医学的一种载体，对于研究中医药文化与民间医学实践，都有参考的价值。

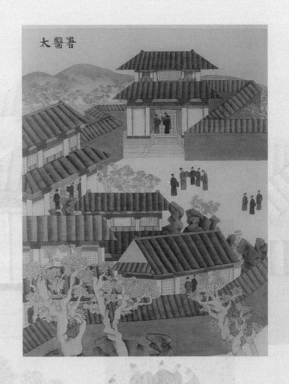

六、医政类

　　在中医药数千年的发展历程中，不同时期的政府先后建立了管理医药的行政机构，并制定了相应的医事制度。虽然不同时期的医药管理机构及其制度和职能各具特色，但整个医政事业在沿袭发展的同时不断演变、改进，为中医学整体的发展和传承发挥了重要作用。与此同时，中国古代医学教育以传道、修身、济世为目的，吸收了儒家、道家乃至佛家文化的智慧，以私学教育和官学教育两种模式传承发展，造就了大量医学人才。

1. 宋代的国营药店

至宝丹、紫雪丹、牛黄清心丸、逍遥散、藿香正气散、活络丹……这些都是中医临床公认的疗效卓著的中成药。这些耳熟能详的中成药都是经过北宋官方药局——熟药所制定并推向中药市场的。熟药所不仅是中国，也是世界上最早由政府开办的制药厂和国营药店。

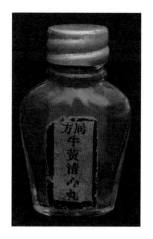

民国　局方牛黄清心丸
北京中医药大学中医药博物馆藏

北宋熙宁年间，中国历史上第一家由政府出资建立的官营药局开张了，它就是"熟药所"。自此以后，政府的官药局体系一直发展到明代万历年间逐渐消亡，经历了四个朝代五百余年，是中国药业史上浓墨重彩的一笔。

宋神宗赵顼（xū）执政后，王安石开始推行新法。当时，城市中存在行业联合垄断经营的现象，某些行业的"龙头老大"囤积居奇，操纵物价，造成了市场的混乱。为了调控物价，打击投机倒把，同时使政府在商业竞争中获利，王安石在城市中推行了一项重要新法，即"市易法"，是由政府直接收售物资，参与交易，以平抑市场物价的一种政策措施。新法的推行不仅打击了大商人操纵市场物价，牟取暴利的行为，也为开办官营药业机构提供了政策支持。根据市易法的精神，公元1076年，京城开封创立了第一所官方卖药所，即熟药所，专门出售成药和中药饮片，成为官办药局之始。由熟药所经营的药材贸易既维持了药物市场的秩序，稳定了当时的药价，又在一定程度上解决了平民百姓购药的问题。后来为了体现政府开办药店能够方便老百姓买药，熟药所改名为"惠民局"，就是给老百姓带来实惠的意思。

官方药局自开业起便经营红火。公元1078年，政府对官药局前一年的经营进行审计后得出结论："太医局熟药所熙宁九年六月开局，至十年六月收息钱二万五千余络，计倍息。"也就是说，官药局经营一年就获得了与投入资金相等的利润收入。开封熟药所试点成功后，得益于巨大的经济利润，官药局地位也有了很大提升。吏部尚书何执中向朝廷上奏："卖药所其惠甚大，当推行天下，凡有市集，务置处之。"他的建议得到皇帝的批准，官药局在全国得到陆续推广，最鼎盛时全国达到七十局，形成了庞大的官营药业工商体系。尤其，京城官药局独占鳌头，三十年间，其利润就增加了16倍。南宋时，政府继续设立太平惠民和剂局，临安城内分设五局出卖熟药，南局在御街南段三省前，西局在御街北段众安桥北，北局在御街中段市西坊南，南外局在嘉会门外浙江亭，北外二局在余杭门外北郭税务处，兼作药局用。这些官药局促进了医药的贸易和发展。

官药局在发展过程中，由于管理逐渐松懈，民间也开始产生负面议论，认为官药局丢掉了原创时定下的惠民目的。北宋政和四年（1114年），尚书省上奏，认为官药局获利过多，有违医药惠民之意。宋徽宗准奏，下令减少药价，又令"惠民局"（即买药所）和"和剂局"（即制药所）分别改名为"医药惠民局""医药和剂局"，突出了医药特色和惠民宗旨。此外，为了吸引顾客，同时体现政府对百姓疾苦的关心，官药局还会给贫困百姓免费发放药物，包括夏季防暑的凉茶，冬季防冻的护唇膏和擦手油等。在遇到水旱疫疾等灾害时，还免费发放药物用以救助受灾百姓。

尽管官方药局成立之初有服务

清代　苏州至行坊惠民药局碑拓片
北京中医药大学中医药博物馆藏

于民的目的，但它毕竟是封建统治阶级建立的药局，其主要目的之一还是要牟取利润，实际上是具有商业性质的官方药业机构，也是当时政府理财的手段之一。后来，尽管王安石变法失败了，但"熟药所"却一直保持着强劲的发展势头，这主要得益于它具有一套颇为完善的组织机构和管理制度。

检验制度：药局所用成药处方必须经过专业审定后才被选用。专门设立"收买药材所"和"辨验药材官"鉴定收购药材的真伪优劣，禁止用不合格生药制造成药。而且要经常检查药品质量，陈旧过时药物必须及时废弃烧毁。药品出局需有专门官员负责检查，销售又各有官员监督。

防伪和奖惩制度：为防止一些假药和伪劣药品冒充政府官药出售，惠民局与和剂局各自有"药局印记"和"和剂局记"四个字的大印。每一种药，官府都会加盖官印，并制定详细的管理条例加以制约，皇帝也曾下诏，若有人制造假药，伪造处方和官印，要依"伪造条例"法办，即凡制售假药者徒一年；晚上不值班、百姓急病不及时卖药、利用职权从廉卖药、占公家便宜及谎报实情者，杖一百；辨验药材官作伪鉴，修合官制药不合格者罢官；局内人偷药、食用成品，告发者赏钱二十贯，监官未察觉者罚钱二十贯。偷药、虚报冒领者，以偷盗论罪；因保管不善造成损失要负责赔偿。

轮值制度：官府派兵丁对药局巡防保护，和剂局派十人，惠民局各派四人。惠民局实行单双日轮流启闭制，启则卖药，闭则清算前日卖得的药钱。药钱每五日交收买药材所和杂买务，供采购药材和其他物品。晚上有人轮流住宿值班。

正是这种严格的规章管理制度，不仅规范了药局的收购、制作、管理、营销管理流程，而且保证了药物的质量，在服务于民的同时，也为政府赢得了丰厚的利润。为了进一步规范各药所的制药标准，北宋元丰年间（1078—1085 年）太医局将药局主要配方蓝本结集刊印，名《太医局方》，后来进一步整理后，由官药局正式颁行《太平惠民和剂局方》，是我国最早的成药生产的国家标准，为宋代及后世的成药生产、宣传、推广发挥了重大作用。其中有些中成药历经数百年实践的检验，疗效良好，一直到今天还在使用。

然而，北宋后期，官药局开始走下坡路，内部逐渐出现以权谋私、侵占偷盗等腐败违法现象，徽宗时期的权宦童贯被罢官抄家时，就发现私库中藏有和剂局理中丸数千斤。尽管元、明两代也仿照宋政府建有官方药局，但已经是名存实亡，并没有真正发挥作用。

2. 专业医学出版社

北宋政府成立的"校正医书局"不仅是我国历史上最早设立的医书校正机构，也是世界上最早设立的医学出版社。

宋朝政府对书籍刊刻事业十分重视，曾经多次组织大规模搜集、整理、编修古籍的工作。随着古籍整理的深入展开，古医籍这一分支也得到了政府的重视。在印刷术发明前，书籍主要是通过手抄本的形式流传，医书也不例外，如《黄帝内经》《脉经》《诸病源候论》等都是通过手抄本流传。手抄本时期，不仅抄写与传播速度有限，而且由于辗转传抄，不可避免地会发生错误和内容丢失。宋代以前，手抄本医籍中普遍存在讹误、衍脱的现象。随着社会的不断进步，隋末唐初出现了雕版印刷术，这一技术大大提高了书籍的出版速度和质量。宋代是我国雕版印刷术发展的黄金时代，当时雕印的书籍，校、写、刻、印、纸、墨皆为精品，宋代的刻版、印刷、造纸、制墨等技术工艺也都达到了相当高的水准。印刷水平的提高为医书校正与出版提供了良好的技术平台。

此外，作为封建统治阶层的最高权威，北宋的几位帝王对于医药学都怀有浓厚的兴趣，他们在医书的整理和出版业的发展中起到了举足轻重的

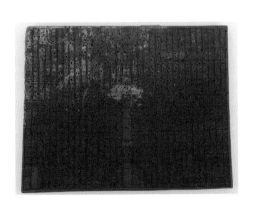

《重刊验方新编》木刻印版
北京中医药大学中医药博物馆藏

作用。宋仁宗嘉祐二年（公元 1057 年），枢密使韩琦上表仁宗皇帝，他提出：在大宋开国不久政府就诏令征集收购医书，但是诸多医书经过反复传抄，很多都出现了讹舛，因此恳请宋仁宗命医学家、儒学家重新整理、校订、出版医学书籍。宋仁宗采纳了韩琦的意见，在编修院中设置"校正医书局"，对历代重要医籍进行校正、编纂、整理工作。最早分派到校正医书局的都是专门从事文献整理工作的儒臣，分别是直集贤院、崇文院检讨掌禹锡，秘阁校理林亿、张洞和苏颂，他们多为兼职。因医书具有极强的专业性，在掌禹锡的建议下，宋政府又加派医官秦宗古、朱有章协助进行工作。由于宋朝政府对医书校正极为重视，后来又组织多方面的人才参加，其中包括儒、医、道、阴阳、法等诸家。自此，我国出版史上首个由政府设立的医书校正专门机构开始运作。这种以儒臣为主、医官为辅，或亦儒亦医，不同专业背景相结合的校书组织和校书模式，在当今中医古籍整理中也值得学习和借鉴。

校正医书局设立后，不仅广泛搜求佚书，重视版本的甄别，还进行了严肃认真的校对和考证工作。经过校正的每一本书均在书前的序言中陈述校正崖略并予以评价。校好的书籍还要奉请皇帝亲览后，才最终交给国子监刻版刊行。校正医书局的辛苦工作使许多濒临亡佚的经典医籍得以保存。校正医书局原计划整理 8 部医书，但最终编校了 11 部医书，即《嘉祐补注本草》《本草图经》《伤寒论》《金匮玉函经》《备急千金要方》《金匮要略方》《千金翼方》《重广补注黄帝内经素问》《脉经》《针灸甲乙经》《外台秘要方》。这些珍贵的古医籍经过校正医书局校正刊行，不仅结束了医书手工传抄的历史，其内容、版本还成为宋代之后的定型化版本，为后世医学的全面发展奠定了坚实的基础，直到今天还在使用。例如，现在被视为中医经典之作的《伤寒杂病论》，自问世到宋以前经过了许多人的整理编次，正是校正医书局在此基础上进行了全面细致的校勘整理工作，使《伤寒杂病论》的内容及研究体系在宋代基本形成。由于很多古本医书存世无多，所以校正医书局校订的宋版医书也成为目前研究宋以前医学的最好资料。校正医书局所刊刻的医书校对严谨、雕镂认真，而且墨香纸润、秀雅古劲，对后世雕版艺术也有着深刻的影响，不但是医学名著，也是艺术珍品。

3. 医疗慈善救助

众所周知，在天灾人祸面前，互助互济一直都是中华民族的优良传统。尤其发展到宋代，官方主持建立的医疗慈善机构全面发展，不仅规模大、设施齐，而且惠及各种不同的群体。

福田院是专门安置京师内老幼病残和乞丐的场所，最早是唐代佛寺开办的济贫机构，北宋时福田院由政府拨款运作，成为专门的国家救助机构，在京师内先后开办了东西南北四所福田院。由于福田院规模有限，平时收留救助的人数有定额限制，到冬季天寒地冻时，则适当放开人数限制，由政府根据上报的实际人数拨给相应的钱粮，同时对病残人员予以医疗救助。后来，北宋政府在各地州府分别设置居养院，专门收养鳏寡孤独等没有劳动力又没有亲属供养的人，福田院也一并改名为居养院。从此，北宋形成从中央到地方全面覆盖的慈善救助网。

安济坊是收留贫民患病者并给予医治的机构，被认为是早期"医院"的雏形，由北宋大文豪苏轼创立的安乐坊发展而来。据记载，北宋元祐四年，苏轼任杭州知府，遇到杭州大旱，饥荒与瘟疫同时暴发，面对严峻的形势，苏轼组织筹建了专门用来隔离和救治病患的病坊——

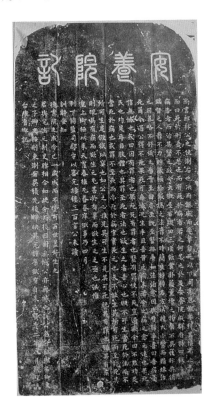

宋代 安养院 碑拓
北京中医药大学中医药博物馆藏

安乐坊。苏轼把杭州城内外的医生集中起来，统一分派到划定的病坊中救治患者，还派遣官吏和义商到周边地区采购药材，以保证药材的正常供应，为防控杭州的疫情作出了很大贡献。此后，"安乐坊"便保留下来，病坊中有专门的病房和专业医生，医生要把医治情况写成"手历"记录下来，类似于现在的病历记录，以便年终考绩。由此可见，病坊已初具"医院"的雏形。北宋崇宁元年，皇帝下诏："置安济坊，以处民之有疾病而无告者，初令诸郡置之，寻复推行于县。"将"安乐坊"改为"安济坊"，并在全国推广。

宋代政府不仅建立救助儿童的机构，还颁布了收养遗弃婴儿的慈幼法。宋代的慈幼机构有两种：慈幼局和举子仓。宋代京畿各郡都设有慈幼局，每遇荒年，贫家子弟无力供养，便允许其抱至慈幼局，办理入局手续，登记婴幼儿的出生年月日。局里雇请乳母喂养照顾被遗弃的婴幼儿，并有医生防治疾病。由此可见，慈幼局是专门用于收养遗弃儿童的官办慈善机构。举子仓，也称予惠仓。南宋绍兴年间，理学家朱熹见到福建等地多有弃溺婴儿的陋习，于是上疏朝廷请立举子仓，由政府供给钱粮，统一收养被弃婴儿，收养贫民子女。这也是我国慈善育婴事业的开端。

病囚院是为狱中囚徒看病的医院，始建于五代时期后唐明宗长兴二年。宋承后唐之制，在《宋刑统》中明确规定要给予囚犯衣食和医药的供应。据《宋会要辑稿》记载："（咸平）四年二月二十六日，知黄州王禹偁上言：'病囚院每有患时，疾者牙相浸染，或致死亡。请自今持伏劫贼，徒流以上有疾，即于病牢将治，其斗讼、户婚、杖以下，得情款者，许在外责保看医，俟痊日区分。'从之。"从这条记载来看，官员王禹偁看到监狱里的犯人患病后得不到医治，导致相互传染，于是上疏皇帝，提议允许持伏劫贼以及徒流以上的病囚留在病囚院中医治，其他各类罪犯允许保外就医。由此可见，政府以犯罪级别为标准，制定了不同的就医方式。为量刑较重的病囚提供专门的医药服务，以保障罪囚审判得以顺利进行，这也是统治者宣扬标榜"仁政"的重要表现。

保寿粹和馆是专供宫廷内部人员疗养疾病的场所，始建于公元

1114 年。古代，生活在宫廷内的普通宫人生病是无法得到救治的。唐朝曾在太医署中设立"患坊"为宫人治病。宋代初期，宫人患病后则大多被送往寺庙调养。但寺庙中没有正规的医疗条件，无法救治这些生病的宫人。宋神宗时，皇帝开始命宫中太医前往救治，并将救治过程记录下来，作为年终考核的标准之一。这些患病宫人得到救治后，健康状况得到全面改善，大大降低了死亡率。北宋政和四年，宋徽宗发布诏令，在宫城的西北隅建立了保寿粹和馆，专门负责治疗宫人疾病，给予宫人医疗保障。保寿粹和馆的设置，改变了此前患病宫人病死在寺庙的惨状，显示了统治者对内庭低下阶层的重视。

漏泽园是政府设置的公共墓地。"漏泽"意指遗漏了朝廷恩泽的地方。凡无主的尸骨及家贫无葬地者，由官家丛葬于漏泽园中。漏泽园制度始创于北宋元丰年间，据《释氏稽古略》记载："宋春二月，诏天下州县置漏泽园，殡客死无归之士。"此后，漏泽园在各地逐渐发展成规模不等的义冢。古代每逢传染病流行时，常常会出现"死者横藉，无棺以葬"的现象，这些染疫而死的尸体无疑会加剧疫情的传播，及时收埋尸体能防止疫病蔓延，改善环境卫生，为预防疫病传播起到了积极作用。

4. 古代的医院

很多人认为，中国的医院是近代西医传入后，在传教士的影响下建立起来的。殊不知，我国的医院在古代已经出现，虽然规模不大，且比较分散，但它以各种形式持续存在，并呈现出多样化的特点。

古代时常发生瘟疫，史籍资料中，对时疫流行多有记载。虽然古人并不清楚时疫的真正病源，却很早形成了疫病的预防与隔离意识。战国时期，中国就已经出现了专门的麻风病隔离医院——"疠迁所"。湖北省云梦县睡虎地出土的秦简中有这样的记载：凡经检查发现有鼻梁塌陷、手上无汗毛、声音沙哑、刺激鼻腔不打喷嚏等症状者，一律送至"疠迁所"隔离治疗。上述症状正是麻风病的典型临床表现，"疠迁所"应该是最早的麻风病隔离医院。唐代也曾出现过专门收治麻风病患者的"疠人坊"。据《续高僧传》记载，僧人智严在贞观末年前往石头城疠人坊居住，他为疠人坊中的患者说法，并为患者吮脓洗濯，无所不为，直至病逝。"疠"古通"癞"，即麻风病，这也是一所麻风病隔离医院。除麻风病外，古人针对时疫流行也曾建立过临时性的传染病隔离医院。据《汉书》记载，元始二年（公元2年），黄河流域大旱成灾，瘟疫流行。为防止疫情蔓延，汉平帝刘衎下令："民病疫者，舍空邸第，为置医药。"即在疫区腾出大房子，集中收治患者。这种临时性的"时疫病院"就是传染病医院的前身。

我国战地医院的发展历史悠久，最早的战地医院被称作"庵芦"。据《后汉书》记载，东汉延熹五年（公元162年）皇甫规率领大队人马在甘肃一带对羌族作战，适逢军队中疫病流行，死亡率很高，为保存战斗力，皇甫规下令设立了战地医疗机构——"庵芦"，专门医治伤病员。作为三军统帅，皇甫规还"亲入庵芦，巡视将士，三军咸悦"。这是文献对战地医院较为详细的记载。在战争频发的年代，战地医院应该早已存在，目前出土的西汉时期的居延汉简中就有关于军队患者名册、疾病统计簿、医护人员记勤簿、军队负伤记录簿（折伤簿），以及药物、针灸及膏药治疗的记载，还有军用药函以及"药盛囊"的残片。唐朝军队中每营都设有"检校病儿官"，这是专门负责战地医院巡诊的"军医"，并制定有详细的医院送诊制度。

宋代首次明确记载的战地医院是河北磁州知州赵将之设立的"医药院"。靖康元年（公元1126年），

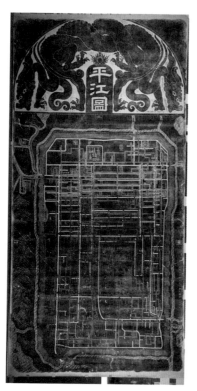

平江图拓片
北京中医药大学中医药博物馆藏

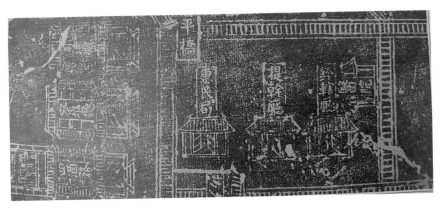

宋代　平江府地图中的"惠民局"及"医院"*

金人大举进攻北宋，北方州郡先后失守，北宋军队遭受重创。磁州知州赵将之看到后方伤兵得不到及时治疗，病死或流落异乡，十分悲惨。于是，赵将之创立"医药院"收容溃散的伤病员予以救治。而且赵将之还上书朝廷，建议各州县均应建立军队医院收治伤兵。可惜，此时北宋政权已岌岌可危，虽然政府同意了他的请求，但最终随着北宋政权的颠覆，战地医院没有得到普及。赵将之所设立的"医药院"可以说是地方军队医院的开端。军队医院除战地救护工作外，伤员的长期康复疗养也是其主要职责之一。元代初期，由于战事频发，伤病员增多，湖南行省率先"于戍军还途，每四五十里立安乐堂。疾者医之，饥者廪之，死者藁葬之，官给其需"。元代设立的"安乐堂"实际是伤残军人疗养院，明代也曾设立有类似荣军院的组织，专门收养老人及残疾军人。这种军队疗养院的设置体现了古代的人文关怀。

　　此外，元朝政府还在北京设立了"广惠司"，这是我国最早的"西"医院。由于元朝的版图已经扩展到欧亚两洲，居住在北京的回民不断增多，为了满足这些回民需要，"广惠司"专门聘请了阿拉伯医生。公元1292年，元朝政府在大都（现北京）和上都（现内蒙古多伦县）两地开设了药物院，专门售卖"西药"。

　　*傅维康，李经纬，林昭庚．中国医学通史：文物图谱卷 [M]．北京：人民卫生出版社，2000：107．

5. 医生培养计划

　　几千年来，中医代代相传、生生不息，中医学术经验之所以能够延续不绝，依靠的是多种形式的医学教育体系，因材施教，造就了大量医学人才。古代医学教育从最初的师徒授受，言传身教，逐渐发展到成规模的学校教育。我国最早的官办医学教育机构叫"太医署"。太医署在南朝刘宋年间设立，设立之初是一个医政机构，并非教育机构，到了公元443年，太医令秦承祖建议在太医署中设置医学教育，自此古代中医官方医学教育登上了历史舞台。

　　至唐代，太医署已达到相当完备的程度。它由行政、教学、医疗、药工四部分组成。这所"高等医学院"分成医学和药学两部分。医学部设有四大科：医科、针科、按摩科、咒禁科。教材有《素问》《脉经》《甲乙经》等经典著作。唐太医署不仅有明确分科，还有严格的考试制度。入学后每月、季、年都有考试，根据考试的优良和差劣，赏罚分明。

如果学习期间学生的医疗水平超过现任官者，即可以替补上任，若学九年学无所成者则勒令退学。太医署的考核并不限于学生，凡"医师""医生""医工"，均有不同形式的考核，这反映了唐代的医学院校对教学辅导人员也有一定标准，要求具备一定素养。

　　宋代设立专门的医学教育机构——"太医局"，将医事行政和医学教育分开管理，太医局的设立将古代高等医学教育推向了顶峰。

　　首先，太医局对学生的来源

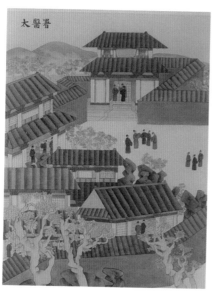

唐代太医署
北京中医药大学中医药博物馆绘制

严格把关。通常每年春季招生，应试者年龄在15岁以上，还要有召命官、使臣或翰林医官做担保，学生三人一组，结为连保，在太医局旁听一年后，应试者才能获得候补入学的资格。因太医局每科的学习都有定员，只有等有了空缺，获得候补入学资格的学生才有机会参加这科的选试。选试时考官会提出十道题目，这些题出自《难经》《素问》《诸病源候论》《神农本草经》等书的内容，回答出五道以上为合格，由太常寺发给一个正式入学资格的"牒"，这样才可以进入太医局开始真正的学习。

太医局在教学过程中实行"三舍"教学法。学生被依次分为外舍、内舍、上舍三个年级，通过各种考试来评定等级以及决定学生的待遇或去留。品行与考试成绩一起核算，年终只有那些成绩较好又没有严重违反校规的学生才能获得定级。一般外舍取前十分之六，内舍取前十分之五的学生可以获得校定。凡在公试和校定中均为上等者，称为"上等上舍生"，即可以得到授官；公试和校定为一上一中或均为中等者，可直接参加三年一次的殿试；公试和校定一上一下或一中一下及均为下等者，可以升为内舍生；外舍生如三年不能升入内舍，或两次公试不入等，并且受到三等以上的处罚，即除名退回本州；另外，内舍生如学业与品行不好即降为外舍。

由于太医局招收严格，大多数通过入学考试的考生基本上已经掌握了医学理论，因此，临床实践的积累和应用便成为将来能否任职医官的重要参考标准。太医局学生的医疗实践主要是给太学、律学等其他"高校学生"以及禁军军营的士兵看病，这样既解决了太医局学生的临床实践问题，又解决了"高校学生"和"驻京部队"的医疗问题，一举两得！而且太医局还根据学生的治验记录发放奖学金，即月钱。其中，有百余人能够拿到治病所得的"奖学金"，月钱分为上、中、下三等，大多数拿不到月钱的学生只能自己解决食宿花费，其竞争压力之大可想而知。这种严格的末位淘汰制提高了北宋以来医生的整体素质。至元代为止，古代中医官方教育都处于上升阶段，规模不断扩大，从医者的地位不断提高。

古代御医难当！御医，也称太医，是古代的宫廷医生。自官办医学教育开展以来，多数御医在官办医学教育的医学生中择优录取。但在帝后得病，御医们束手的时候，也会从民间征召有才能的医生。官办医学教育机构对御医的筛选非常严格，元代甚至专门设立了"医学科举制度"选拔医官。所有太医、提举、医学教授都从医学科举考试中产生。据《元典章》记载，医学科举考试三年一次，实行乡试、会试二级考试制度，经过乡试选拔后，入选者要进京参加会试。考试以太医院历年颁发的题目为主要范围，医科科举分两场，第一场考本经义一道，治法一道；第二场考本经义一道，药性一道，不限字数。科举中产生的第一甲才可以进入太医的行列。这种医学科举在随后的发展中逐渐取消，但通过考试择优选取的本质并没有改变。

尽管御医的头衔来之不易，但太医院御医的待遇却没有因此而提高，某些时期御医的日子还非常寒酸。例如，明代是封建社会中医生待遇最低的时期，尤其是那些一般的医士，在永乐年以前，甚至没有月俸，永乐时期才开始给有家室者月支米五斗，无家者米三斗，医士中甚至出现因生活困苦而私逃的现象。明宣德年间，太医院院判曾经提出申请，让诸州县长官协助，寻找逃逸的医士，并且为了严肃纪律，对于一些私逃者给予处罚。与之相反，各府、州、县供职的医生生活却相对比较安定。

后 记

　　从产生创作的想法，到一篇一篇的积累，又经过编辑们的细心审稿与耐心打磨，终于等到作品的出版。此时，我感到十分幸运与兴奋，在小小的激动之余又有些许惶恐。作为从事中国医学史教学与中医药文化传播的一名普通工作者，近年来中医药文化崛起的热潮让我充满了使命感，希望自己能够在弘扬中医药文化的工作中尽一份力量。撰写过程中，我阅读了大量前辈学者的资料，在学习前辈学者和同行的基础上，对博大精深的中医药文化更加敬畏与热爱。同时我担心因为自身学识、修养的不足，无法讲好中医药的故事，做好中医药的传播工作。中医药文化博大精深，本书内容涉及面比较广泛，肯定存在很多不足之处，祈请专家、读者批评指正。同时，谨以此书向传承和发展中医药文化的前辈们致敬！

　　感谢清华大学医学出版社孙宇社长的信任与支持，感谢洪汀编辑对本书提出的建议和修改帮助。她们严谨的学术态度，细致认真的工作作风，都给我留下了终生难忘的美好印象。

　　感谢我的导师郑金生研究员，不仅将我带进医学史的殿堂，还教我如何做人、做事、做学问，又在百忙之余对书稿予以悉心指导，亲自为我作序，在此对我的老师致以最真挚的感谢！

　　感谢我的同事张艺馨和刘青，帮助我为本书选图、配图，帮我分担工作任务，让我有更多的创作时间。

157

　　最后，我想感谢各位读者朋友，是你们的关注与鼓励，让我有了写作的动力，让我在工作变动的困惑中找到前进的方向。

甄雪燕

2025.2.19